W0053663

ESOTERISCHES
WISSEN

Herausgeber dieser Reihe Michael Görden

EDWARD BACH
BLÜTEN, DIE HEILEN

Gedanken zur Heilkraft von Pflanzen

Originalausgabe

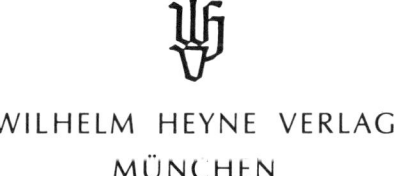

WILHELM HEYNE VERLAG

MÜNCHEN

HEYNE ESOTERISCHES WISSEN
08/9567

Aus dem Englischen übertragen von
Ursula Fassbender

3. Auflage

Copyright © 1990 by Wilhelm Heyne Verlag GmbH & Co. KG, München
Printed in Germany 1992
Umschlaggestaltung: Atelier Adolf Bachmann, Reischach
Umschlagillustration: Bettina Buresch, München
Innenillustrationen: Piet Bogner, München
Satz: Kort Satz GmbH, München
Druck und Bindung: RMO, München

ISBN 3-453-04521-1

Inhalt

1

Zwölf große Heiler

(Heile Dich selbst, Februar 1933)

Die zwölf Heilmittel, mit denen ich in den letzten fünf Jahren gearbeitet habe, erweisen sich in ihren Heilerfolgen als so wunderbar, und sie bringen so vielen sogenannten unheilbar Kranken Heilung, sogar in Fällen, bei denen eine homöopathische Behandlung versagt hat, daß ich mich bemühe, ihre Anwendung so einfach wie möglich zu erklären, so daß sie auch von jedem Laien angewendet werden können. Die Heilmittel selbst lösen niemals starke Reaktionen aus, da sie niemals Schaden anrichten, egal, in welcher Menge man sie einnimmt, und wenn das falsche Mittel gegeben wurde, erfolgt auch keine negative Wirkung, aber wenn das richtige Mittel gegeben wurde, wird es eine heilsame Wirkung erzielen. Keine der Pflanzen, aus denen diese Heilmittel gewonnen werden, ist giftig. Sie sind alle wohltätig. Deshalb braucht man keine Angst zu haben, sie zu verwenden.

Das ganze Prinzip lautet folgendermaßen: Es gibt zwölf geistige Zustände, und jedem dieser Zustände entspricht eine Heilpflanze. Egal, ob die Krankheit ausgesprochen schlimm ist oder es sich nur um eine leichte Erkältung handelt, ob sie nur ein paar Stunden oder viele Jahre andauert, spielt keine Rolle. Es ist der geistige Zustand allein, der für die Wahl des erforderlichen Heilmittels entscheidend ist.

Die geistigen Zustände und die entsprechenden Heilmittel sind folgende:

1. In Notfällen, bei großer Gefahr, Furcht oder Angst oder Depression, sowie in allen Notfällen, in denen die Lage hoffnungslos scheint, gebe man Rock Rose.
2. Bei Angst, die jedoch nicht so stark ist wie Furcht, gebe man Mimulus. *Dat Mikula ' Nov '94*
3. Wenn der Patient ruhelos, ängstlich und gequält ist, gebe man Agrimony.
4. Wenn der Patient unentschlossen ist, wenn nichts richtig erscheint, wenn man erst das eine und dann das andere zu brauchen scheint, gebe man Scleranthus.
5. Wenn der Patient schläfrig, benommen, lustlos, abwesend, gleichgültig ist und keine Anstrengung macht, wieder gesund zu werden, und keine Freude am Leben hat und sich in gewissen Fällen sogar nach dem Tod sehnt, gebe man Clematis.
6. Bei Selbstmitleid, wenn sich der Patient schlecht behandelt fühlt und das Gefühl hat, daß er sein Leid nicht verdient hat, gebe man Chicory.

7. Der Patient, der Dummheiten machen möchte, der nicht genügend Selbstvertrauen hat, um selbst zu entscheiden und deshalb auf den Rat eines jeden anderen hört, der jede nur mögliche Behandlung ausprobiert, die man ihm vorschlägt, braucht Cerato.

8. Der Patient, der mutlos ist, der Erfolg hat, aber immer nur die negative Seite der Dinge sieht und deprimiert ist, braucht Gentian.

9. Die Willensstarken, die schwer zu behandeln sind, weil sie immer alles besser wissen und nach ihrer eigenen Vorstellung machen, brauchen Vervain.

10. Bei starken Schmerzen, dem Drang, möglichst schnell wieder gesund zu werden und bei Ungeduld gegenüber den Mitmenschen, gebe man Impatiens.

11. Den ruhigen und tapferen Patienten, die sich niemals beklagen, die andere nicht beunruhigen wollen, weil sie krank sind, und danach streben, aus eigener Kraft wieder gesund zu werden, kann mit Water Violet geholfen werden.

12. Denjenigen, die schwach, blaß und kraftlos sind, die sich ganz einfach erschöpft und müde fühlen, kann mit Centaury geholfen werden.

Die Heilmittel werden folgendermaßen dosiert: Man nehme zwei oder drei Tropfen aus dem Stock Remedy und fülle sie in ein normales Arzneifläschchen, fülle es mit Wasser auf, schüttle es gut, und gebe das Mittel dann teelöffelweise in der erforderlichen Dosis. In Notfällen viertelstündlich, in schweren Fällen stündlich und in normalen Fällen drei- oder viermal täglich. In Fällen von Bewußtlosigkeit können die Lippen des Patienten mit dem Heilmittel befeuchtet werden.

Wenn sich der Zustand des Patienten bessert, erweist es sich oftmals als notwendig, das Mittel zu wechseln, so wie sich sein Geisteszustand verändert. In manchen Fällen können sogar bis zu einem halben Dutzend verschiedene Heilpflanzen erforderlich sein.

Hierzu ein Beispiel:

Ein 35jähriger Mann litt seit fünf Wochen unter starkem Rheumatismus. Als ich ihn zum ersten Mal untersuchte, war fast jedes Gelenk im Körper entzündet und geschwollen. Er litt große Schmerzen und hatte große Angst. Der Patient war sehr krank und sah aus, als könne er den Schmerz bald nicht mehr aushalten.

In den ersten zwanzig Stunden nahm er stündlich Agrimony ein, bis eine auffallende Besserung eintrat und der Schmerz und die Schwellung in allen Gelenken außer in einem Schultergelenk verschwunden waren. Der Patient wurde ruhiger und machte sich weniger Sorgen. Er erhielt weitere sechs Stunden lang Agrimony, bis er vier Stunden durchschlafen konnte. Als er erwachte, waren die Schmerzen vorbei. Die nächste Stufe war von Angst gekennzeichnet, Angst davor, der Schmerz würde zurückkehren, Angst, sich zu bewegen, um zu vermeiden, daß sich die Schmerzen wieder einstellen. In diesem Stadium wurde Mimulus verordnet, und am nächsten Tag konnte der Patient aufstehen, sich selbst ankleiden und rasieren. Trotz des Heilerfolgs fühlte sich der Patient mutlos und niedergeschlagen. Er nahm Gentian, und am dritten Tag war er wieder völlig hergestellt, ging ins Kino und in das örtliche Wirtshaus.

In anderen Fällen ist nur ein einziges Heilmittel erforderlich, wie in folgendem Beispiel.

Bei einer jungen Frau von 18 Jahren waren sechs Monate zuvor einige große Zysten auf der Schilddrüse entfernt worden. Die Zysten bildeten sich neu und man erklärte ihr, sie müsse warten, bis sie wieder groß genug wären, und eine erneute Operation notwendig würde. Sie war eine sanfte, kleine Frau vom Typ der Tagträumer, die sich über ihren Zustand nur wenig Gedanken machte. Ich verordnete Clematis, eine Woche lang dreimal täglich, worauf sich die Zysten völlig auflösten und bis zum heutigen Tag, drei Monate später, besteht kein Anzeichen, daß sie wiederkehren, und eine weitere Einnahme des Mittels ist nicht mehr notwendig.

Eine Patientin hatte seit zwei Jahren unter akutem Rheumatismus gelitten. In dieser Zeit lag sie ständig in Kliniken. Als ich sie zum ersten Mal untersuchte, waren ihre Hände steif und sie hatte große Schmerzen, die Knöchel waren doppelt so groß wie normal und die Patientin konnte kaum gehen. Darüber hinaus hatte sie Schmerzen in den Schultern, im Nacken und Rücken. Es handelte sich bei der Patientin um eine ausgesprochen sanftmütige, ruhige und mutige Frau, die ihre Krankheit mit bewundernswerter Geduld und Tapferkeit getragen hatte. In diesem Fall war Water Violet eindeutig angezeigt, und sie nahm das Heilmittel zwei Wochen lang ein, wobei sich langsam Besserung einstellte. Dann kam eine Phase von leichtem Selbstmitleid, was durch Chicory beseitigt wurde. Nach vier Wochen konnte die Patientin zwei Meilen laufen, aber sie fühlte sich immer noch unsicher, weshalb Scleranthus verordnet wurde. Dann folgte eine Phase leichter Ungeduld, in der sie sich wünschte, wieder alles tun zu können, was ein Hinweis auf Impatiens war. Nach acht Wochen konnte die Patientin vier Meilen laufen und ihre Hände normal benutzen. Sie hatte keine Schmerzen mehr, und außer einer geringfügigen Steifheit und Schwellung im rechten Knöchel war sie vollständig geheilt.

Eine ungefähr 40jährige Patientin litt seit drei Wochen unter unklaren Schmerzen im Unterleib. Die Drüsen in der Leistengegend, unter den Achselhöhlen und im Nacken waren rasch angeschwollen. Die Untersuchung ergab eine starke Schwellung der Drüsen im Unterleib und die Blutuntersuchung wies auf eine akute lymphatische Leukämie. Die Prognose war natürlich ausgesprochen ernst. Die Patientin erkannte, daß sie eine bösartige Krankheit hatte. Sie geriet in Panik und dachte insgeheim daran, daß es das einfachste wäre, Selbstmord zu begehen. Sie erhielt einige Tage lang Rock Rose, wodurch die Schmerzen im Unterleib nachließen und die Schwellung der Drüsen zurückging. Die Einstellung der Patientin änderte sich daraufhin und die Besserung gab ihr neuen Mut. Die Angst vor dem Tod war verschwunden, aber nun befürchtete sie im stillen, daß ihr Zustand zu gut war, um wahr zu sein, daher erhielt sie zwei Wochen lang Mimulus. Danach war der Zustand der Patientin normal und seit sechs Monaten fühlt sie sich wieder völlig wohl.

Ein Bauer litt unter einer Nackenlähmung, so daß sein Kopf immer nach vorne fiel. Außerdem waren die Augen- und Mundmuskeln geschwächt. Er war ein ausgesprochen willensstarker Mann, ging seiner Arbeit wie gewöhnlich nach, und weigerte sich monatelang, sich einer Behandlung zu unterziehen. Vervain bewirkte eine völlige Heilung in ungefähr zwei Wochen.

Eine ungefähr 40jährige Patientin litt seit ihrer Kindheit an Asthma. Jeden Winter mußte sie ungefähr vier Monate lang das Bett hüten. Sie hatte bereits eine Unmenge von Adrenalinspritzen erhalten und sich jeder nur denkbaren Asthmabehandlung unterzogen, ohne eine Besserung zu erzielen. Wie bei vielen Asthmatikern litt sie unter Keuchhusten und anderen Erkrankungen der Atemwege. Ihre Krankheit war eine große Qual. Im Dezember 1930 untersuchte ich sie zum ersten Mal und Ende Januar 1931 war die Krankheit mit Hilfe von Agrimony völlig geheilt. Im Winter 1933 erlitt sie einen leichten Rückfall, der leicht wieder unter Kontrolle gebracht werden konnte. Die Patientin mußte nicht das Bett hüten. Seither sind keinerlei Anzeichen der Krankheit mehr festzustellen.

2

Die zwölf Heiler
und die sieben Helfer

(Veröffentlicht von C. W. Daniel und Co., 1934)*

Seit altersher ist bekannt, daß die Heilung von Krankheit in den Heilpflanzen der Natur liegt. Allen, die krank sind, sei daher gesagt: Krankheit hätte niemals die Macht erlangen können, die sie heute hat, wenn der Mensch den natürlichen Schutz gegen Krankheit nicht vergessen hätte – nämlich die Heilpflanzen. Darüber hinaus gibt es bei denjenigen, die wirklich den Wunsch haben, wieder gesund zu werden, keine Krankheit, die der Macht des Heilmittels widerstehen kann, die in der richtigen Pflanze verborgen ist. Krankheit kann in Gegenwart der richtigen Heilpflanze nicht mehr bestehen als die Dunkelheit in einem Zimmer, wenn die Fenster geöffnet werden, um das Sonnenlicht hereinzulassen.

Doch dafür, daß wir die Heilung aus der Natur vergessen haben, haben wir einen hohen Preis bezahlt und

* Erstveröffentlichung 1933. Neue und überarbeitete Auflage 1934

zwar in Form der Unmengen von Krankheiten, die es heutzutage gibt. Doch die Natur wartet geduldig und wir müssen uns ihr nur wieder zuwenden, um Linderung von unserem Leid zu finden.

Nur weil wir die Heilweise der Natur für die des Menschen aufgegeben haben, mußten wir leiden. Wir müssen nur zur Natur zurückkehren, um von unseren schweren Prüfungen erlöst zu werden. In Gegenwart der Natur hat Krankheit keine Macht. Jede Angst, Depression und Hoffnungslosigkeit kann beseitigt werden. Es gibt keine einzige Krankheit, die unheilbar ist.

In diesem Kapitel werden neunzehn Heilpflanzen beschrieben, die durch göttliche Vorsehung mit Heilkräften versehen wurden, so daß bei denjenigen, die den aufrichtigen Wunsch haben, wieder gesund zu werden, keine Krankheit hoffnungslos ist. Zwölf dieser Heilpflanzen wirken bei Krankheiten, die im Anfangsstadium sind oder erst seit kurzem bestehen. Sie werden die zwölf Heiler genannt. Darüber hinaus gibt es sieben Heilpflanzen für diejenigen, die seit einigen Wochen oder Monaten oder sogar Jahren krank sind. Diese Heilpflanzen heißen die sieben Helfer.

Jeder weiß, daß wir unter anderen Stimmungen leiden als gewöhnlich, wenn wir krank sind. Diese Gemütszustände führen uns zu dem erforderlichen Heilmittel. Dies ist ein wertvoller Hinweis, weil viele Krankheiten verhindert werden können, wenn wir die Zeichen richtig interpretieren können, die einer drohenden Krankheit vorausgehen. Darüber hinaus können Menschen, die seit langer Zeit krank sind, wieder gesund werden, wenn sie die richtigen Heilpflanzen einnehmen. Auch hier können wir aus dem Gemütszustand, in dem sie sich während ihres Leidens befinden, erkennen, welche Heilpflanze notwendig ist. Jeder weiß, daß beispielsweise Schmerz bei jedem Menschen eine unterschiedliche Wirkung hat. Manche Menschen sind erschrokken, manche deprimiert und wieder andere schlecht gelaunt. Einige wollen in Ruhe gelassen werden, andere wollen umsorgt sein und wieder andere sind trotz ihres Leidens guter Stimmung. Dieser Gemütszustand zeigt uns, welches Heilmittel für eine wirkliche Heilung erforderlich ist, nicht nur die Tatsache allein, daß die Patienten leiden.

Wenn wir den Gemütszustand und nicht die Krankheit heilen, behandeln wir den wahren Menschen, und wir geben dem Patienten, was wirklich notwendig ist, um seine Gesundheit wieder herzustellen.

Im normalen Alltag erweisen sich diese Heilmittel ebenso bei geringfügigen Beschwerden wie Müdigkeit, Kopfschmerzen, Sorgen, Depression, Nervosität und vielen anderen als wirkungsvoll, da dies Hinweise sind und, wenn wir diese ersten Anzeichen beseitigen und die geringfügigen Beschwerden behandeln, sorgen wir dafür, daß wir wirklich bei guter Gesundheit bleiben und schützen uns vor Krankheit. Denn wir wissen, daß die Menschen sich manchmal bereits viele Monate, bevor eine schlimme Krankheit ausbricht, nicht richtig wohl fühlen. Wenn sie zu diesem Zeitpunkt bereits behandelt werden könnten, könnte ihnen all das Leiden erspart werden, das ihnen bevorsteht.

Um es noch einmal zu betonen: Wie jede Mutter weiß, kann es sein, daß ihr Kind aus der Schule kommt, und sie bemerkt, daß es nicht ganz auf der Höhe ist. Sie sagt: »Er fühlt sich nicht wohl. Er kränkelt ein wenig.« Wieviel besser ist es, diesen Zustand sofort zu behandeln, so daß das Kind am nächsten Morgen wieder gesund und kräftig ist, anstatt einen oder zwei Tage abzuwarten, was passieren wird.

Jeder, der über eine gute Beobachtungsgabe verfügt, wird sehr bald erkennen, daß eine Veränderung des Gemütszustandes bei allen festzustellen ist, die sich nicht wohl fühlen. Wenn das richtige Heilmittel in Übereinstimmung mit dieser Veränderung verordnet wird, wird die Krankheit schneller als normalerweise üblich geheilt und der Gesundheitszustand des Patienten kann wieder hergestellt werden.

Es spielt keine Rolle, um welche Krankheit es sich handelt, alleine der Gemütszustand muß behandelt werden.

Es gibt nur zwölf verschiedene Gemütszustände und jedem entspricht eine Heilpflanze. Deshalb ist es nicht schwer zu entscheiden, welches Heilmittel erforderlich ist.

Die zwölf Heiler

Nun folgen die Namen der zwölf Heiler und der jeweilige Gemütszustand, der einen Hinweis gibt auf das erforderliche Heilmittel.

Rock Rose

Wenn der Patient große Angst hat, oder bei plötzlichen Krankheitsfällen, oder wenn sein Zustand so ernst ist, daß auch seine Mitmenschen große Angst verspüren. In allen Notfällen oder bei Gefahr gebe man dieses Heilmittel, selbst wenn noch andere Heilmittel erforderlich sind.

Mimulus

Wenn der Patient ruhig ist, aber innerlich große Angst verspürt.

Agrimony

Für diejenigen, die guter Laune sind und versuchen, keinen großen Aufwand um ihre Beschwerden zu machen, obwohl sie krank sind.

Scleranthus

Für diejenigen, denen es schwerfällt, sich zu entscheiden, was sie wollen, und sich nur schwer eine Meinung darüber bilden, was sie gerne möchten. Sie probieren erst das eine und dann wieder etwas anderes aus. Sie haben das Gefühl, daß sie zwei oder drei Dinge gleichzeitig wollen, aber sie können sich nicht für eine Sache entscheiden.

———

Clematis

Wenn der Patient schläfrig oder benommen oder abwesend ist. Wenn er teilnahmslos ist und weit weg zu sein scheint.

Gentian

Bei Depression. Wenn der Patient das Gefühl hat, daß alles schiefgeht, oder daran zweifelt, wieder gesund zu werden.

Chicory

Für diejenigen, die sich über Kleinigkeiten aufregen oder zuviel Aufmerksamkeit und Zuwendung brauchen.

Centaury

Für die Schwachen und Erschöpften, die keine Energie mehr haben. Sie sind ruhig und oftmals sehr schüchtern.

Cerato

Für diejenigen, die kein besonders großes Interesse für das Leben aufzubringen scheinen, die kein besonders großes Selbstvertrauen oder Selbstbewußtsein besitzen. Sie fragen immer andere um Rat, befolgen ihn aber nicht, und sie haben niemals das Gefühl, die richtige Antwort bekommen zu haben. Oftmals wollen sie Dinge tun, die dumm zu sein scheinen.

Vervain

Für die Widerspenstigen und Willensstarken. Sie lehnen Ratschläge von anderen ab und es ist schwer, ihnen zu helfen. Wenn sie krank sind, kämpfen sie noch lange weiter, wenn andere längst aufgegeben hätten.

Impatiens

Für die Reizbaren, Mürrischen, Schlechtgelaunten und Ungeduldigen.

Water Violet

Für diejenigen, die gerne alleine sind, vielleicht, um mit sich alleine zu sein und ihre Ruhe zu haben.

Manchmal ist mehr als ein Heilmittel erforderlich, da mehr als ein Gemütszustand vorhanden sein kann. Ein Mensch kann nervös und deprimiert sein. In diesem Fall gebe man beide Heilmittel oder sogar noch mehr, wenn drei oder vier Heilmittel erforderlich scheinen. Man kann die Heilmittel mischen. Während einer Krankheit kann sich der Gemütszustand von Zeit zu Zeit verändern, aber man gebe immer das Heilmittel, das dem augenblicklichen geistigen Zustand entspricht. Die Stimmungsänderung ist oftmals ein Zeichen der Genesung. Jeder weiß, daß nach langer Krankheit, egal um welche Krankheit es sich handelte, wir froh sind, wenn der Patient ungeduldig wird. Wir sagen, jetzt muß es aber besser werden.

Es besteht keine Gefahr, daß diese Heilmittel in irgendeiner Weise für die Gesundheit schädlich sind. Alle Heilmittel wurden aus wunderbaren, reinen Heilpflanzen gewonnen, die niemandem schaden und die allen nur Gutes tun können.

Die Einnahme und Dosierung der Heilmittel sind am Ende des Kapitels beschrieben.

Die sieben Helfer

Als nächstes wollen wir uns mit chronischen Krankheiten beschäftigen.

Wenn sich keine Besserung einstellt, obwohl das richtige Heilmittel der zwölf Heiler eingenommen wurde, gibt es sieben weitere Heilmittel, die helfen können. Denn wenn eine Krankheit seit langem besteht, ist sie fester verankert und braucht vielleicht etwas Unterstützung, bevor sie mühelos auf ein Heilmittel anspricht. Deshalb werden die sieben Heilmittel in diesen Fällen die sieben Helfer genannt.

Wenn bei einem Patienten keine Besserung eingetreten ist, obwohl er anscheinend mit dem richtigen Heilmittel der zwölf Heiler behandelt wurde, ist eine Behandlung mit einem der sieben Helfer angezeigt.

Zunächst muß man darauf achten, ob der Patient blaß ist oder eine gute Gesichtsfarbe hat.

Wenn er blaß ist, sind entweder Olive, Gorse oder Oak erforderlich.

Bei guter Gesichtsfarbe erhält der Patient Vine, Heather oder Rock Water.

Der siebte Helfer, Wild Oat, kann bei jedem erforderlich sein, und wenn das Heilmittel, das unter den zwölf Heilern oder den anderen sechs Helfern das Richtige zu sein scheint, dennoch keine Wirkung zeigt, kann man es in all diesen Fällen einmal mit dem Heilmittel Wild Oat versuchen.

Wenn der Patient blaß ist, sind die folgenden drei Helfer angezeigt:

Olive

Für diejenigen, die blaß und erschöpft sind, vielleicht nach großer Sorge, schwerer Krankheit, Kummer oder langem Kampf. Auf jeden Fall sind sie sehr erschöpft und haben das Gefühl, keine Kraft für erneute Anstrengungen zu haben. Bisweilen wissen sie kaum mehr, wie sie weitermachen sollen. Das tägliche Leben bedeutet für sie harte, freudlose Arbeit. Es kann sein, daß sie sehr stark auf die Hilfe anderer angewiesen sind.

Bei manchen Patienten ist die Haut sehr trocken und faltig.

Gorse

Bei Menschen, die glauben, daß sie ein hoffnungsloser Fall sind. Sie haben alles versucht und glauben, daß nichts mehr für sie getan werden kann. Sie haben sich mit ihrer Krankheit abgefunden und machen keine Anstrengung mehr, gesund zu werden.

Im allgemeinen haben sie eine gelbliche Gesichtsfarbe und oftmals dunkle Ringe unter den Augen.

Oak

Für diejenigen, die hart kämpfen, um wieder gesund zu werden. Sie hadern mit ihrer Krankheit, weil sie sie daran hindert, ihre tägliche Arbeit zu tun, und obwohl sie glauben, daß keine große Hoffnung besteht, wieder gesund zu werden, versuchen sie alles, was in ihrer Macht steht, um ihre Gesundheit wieder zu erlangen und wieder nützlich zu sein.

Bei denjenigen, die eine gute Gesichtsfarbe haben, sind folgende Heilmittel angezeigt:

Vine

Für diejenigen, die etwas ganz Besonderes sind. Sie sind so sicher, daß sie wissen, was richtig ist, sowohl in bezug auf sich selbst als auch auf andere, und wie etwas gemacht werden sollte, daß sie kritisch und pedantisch werden. Sie wollen alles auf ihre Weise tun und geben denjenigen, die ihnen helfen, Anweisungen. Selbst wenn sie krank sind, machen sie ihren Mitmenschen Vorschriften. Sogar dann sind sie nur schwer zufriedenzustellen.

Heather

Für die großen, kräftigen, gut gebauten Leute, die gesellig und herzlich sind. Sie machen sich große Sorgen um die Details ihrer Beschwerden, und haben das Gefühl, daß jede Kleinigkeit von großer Bedeutung ist. Im allgemeinen haben sie noch keine schwere Krankheit gehabt, und sogar eine unbedeutende Beschwerde erscheint ihnen sehr ernst.

Rock Water

Für diejenigen, die sehr streng mit sich selbst sind und sich viele Freuden und Vergnügungen des Lebens versagen. Sie geben alles auf, egal wie sehr sie daran hängen, wenn sie glauben, daß es ihnen schadet. Und sie ertragen alles, wenn sie glauben, daß es gut für sie ist. Sie haben großen Mut und unterziehen sich jeder Behandlung, wenn sie überzeugt sind, daß sie ihnen helfen wird.

Sie sind strenge Lehrmeister, nicht für andere, sondern für sich selbst, und verlieren deshalb einen Großteil ihrer Lebensfreude.

Wild Oat

Dies ist ein Heilmittel, das für jeden erforderlich sein kann, sowie in Fällen, bei denen die anderen Heilmittel keine Wirkung erzielen, oder wenn es schwierig scheint zu entscheiden, welches Heilmittel verordnet werden sollte. In diesem Fall sollte man es mindestens eine Woche lang mit diesem Heilmittel versuchen.

Wenn es dem Patienten besser geht, gibt man das Mittel so lange weiter, bis eine Besserung seines Gesundheitszustands eintritt, bevor man zu einem anderen Heilmittel übergeht.

Wenn ich davon spreche, daß diese Heilmittel jede Krankheit heilen können, ist es in unserem Zeitalter notwendig hinzuzufügen, bei denjenigen, die wirklich gesund werden wollen, denn unter den gegenwärtigen Umständen bringt eine Krankheit dem Patienten oftmals Vorteile, die er manchmal in Wirklichkeit gar nicht verlieren möchte.

Vielleicht bringt das Kranksein ihm Mitleid oder Aufmerksamkeit, oder er braucht nicht zur Arbeit zu gehen, oder seine Krankheit ist ein Mittel, einer unangenehmen Verpflichtung aus dem Weg zu gehen, oder sie bringt ihm finanziellen Gewinn wie eine Rente, Abfindung usw.

In bestimmten Fällen ist es verständlich, daß es Menschen gibt, die lieber an einer Behinderung oder Krankheit festhalten, als den Vorteil zu verlieren, den sie daraus ziehen.

Anweisungen

Anleitungen zum Gebrauch der Heilmittel

Man nehme ungefähr eine Tasse Wasser und füge drei oder vier Tropfen aus den kleinen Vorratsflaschen der Heilmittel hinzu und vermische sie. Wenn die Flüssigkeit abgestanden ist, schütte man sie weg und mische sie erneut, oder, wenn man sie noch eine Weile aufbewahren möchte, füge man zwei Teelöffel Brandy hinzu. Es spielt keine Rolle, die Mengen genau zu dosieren, da keines dieser Heilmittel nur den geringsten gesundheitlichen Schaden anrichten kann, selbst wenn man es in großen Mengen einnimmt, aber da eine geringe Menge des Mittels bereits genügt, reicht es vollkommen, kleine Mengen zuzubereiten.

Kinder erhalten immer einen Eierlöffel und Erwachsene einen Teelöffel mit dem Heilmittel. In Notfällen gebe man die Dosis viertelstündlich, in sehr schweren Fällen stündlich und bei normalen chronischen Krankheiten ungefähr alle zwei oder drei Stunden über den Tag verteilt, oder öfter, wenn der Patient das Gefühl hat, daß es ihm hilft, wenn er das Mittel häufiger einnimmt. Wenn eine Besserung eintritt, ist es nicht mehr erforderlich, die Dosis so oft zu verabreichen.

Wenn der Patient bewußtlos ist, genügt es, seine Lippen mit dem Heilmittel zu befeuchten, und wenn der Patient in diesem Fall sehr blaß ist, gebe man Rock Rose und Clematis, oder, wenn er eine gute Gesichtsfarbe hat, Rock Rose und Vine.

Bei den ersten Anzeichen von Krankheit oder bei Beginn einer Krankheit, selbst wenn keine Besserung eintritt, gebe man das Heilmittel, das man vor sechs oder sieben Stunden gewählt hat, bevor man ein anderes ausprobiert. Aber in Fällen von chronischer Krankheit versuche man es mindestens vier oder fünf Tage lang mit einem Heilmittel. Wenn sich eine konkrete Besserung einstellt, sollte der Patient das Mittel so lange einnehmen, bis sich sein Zustand wesentlich verbessert.

Für diejenigen, die ihr Heilmittel selbst herstellen wollen, wird nachfolgend die Herstellungsmethode beschrieben sowie die englischen und botanischen Bezeichnungen der Pflanzen und deren Standorte.

Herstellungsmethode

Die Heilmittel sollten in der Nähe des Ortes zubereitet werden, wo die Pflanze wächst, da die Blüten sofort nach dem Pflücken verwendet werden sollten.

Man verwendet eine dünne Glasschale, die mit klarem Wasser gefüllt ist, vorzugsweise aus einer reinen Quelle oder einem Fluß. Man bedeckt die Oberfläche des Wassers mit den Blüten der Pflanze, wobei man so viele Blütenköpfe nimmt, daß sie nicht übereinander liegen. Dann läßt man die Schale im hellen Sonnenschein stehen, bis die Blüten zu verwelken beginnen.

Dies dauert ungefähr zwei bis sieben Stunden, je nach Pflanze und der Kraft der Sonne. Die Blüten werden dann vorsichtig herausgenommen.

Nun füllt man das Wasser aus der Schale in Flaschen ab, wobei sie bis zur Hälfte gefüllt werden. Die andere Hälfte der Flaschen füllt man mit Brandy auf, um das Heilmittel zu konservieren. Dies sind die Vorratsflaschen, die unbegrenzt haltbar sind, und so verwendet werden können wie die Vorratsflaschen, die man in der Apotheke erhält.

Die englischen und botanischen Namen der einzelnen Heilmittel lauten wie folgt:

Rock Rose	*Helianthemum Vulgar*
Mimulus	*Mimulus Luteus*
Agrimony	*Agrimonia Eupatoria*
Scleranthus	*Scleranthus Annuus*
Clematis	*Clematis Vitalba*
Gentian	*Gentiana Amarella*
Chicory	*Cichorium Intybus*
Centaury	*Erythraea Centaurium*
Cerato	*Ceratostigma Willmottiana*
Vervain	*Verbena Officinalis*
Impatiens	*Impatiens Royalei*
Water Violet	*Hottonia Palustris*
Olive	*Olea Europaea*
Gorse	*Ulex Europaeus*
Oak	*Quercus Pedunculata*
Vine	*Vitis Vinifera*
Heather	*Calluna Vulgaris*
Rock Water	
Wild Oat	*Bromus Asper*

Diese Pflanzen blühen vorwiegend während der Monate Juli, August und September mit Ausnahme der folgenden:

April: Gorse

Mai: Olive, Vine und Oak

Juni: Water Violet und Wild Oat

Nachfolgend finden Sie einige Hinweise auf die Standorte, wo Sie die Pflanzen finden können. In manchen Ländern gibt es Literatur über die lokale Botanik, die Sie als Führer verwenden können, da diese Bücher oftmals genaue Standortangaben machen:

Rock Rose und Gentian wachsen auf den Wiesen in hügeligen Landschaften.

Mimulus ist vergleichbar selten, aber es wächst an den Rändern von Sümpfen und an Flußufern, wo das Wasser klar ist.

Agrimony wächst an Hecken und Wiesenrändern.

Clematis ziert die Hecken auf Kalkböden.

Chicory wächst in Getreidefeldern und auf kultiviertem Boden. Oftmals wird diese Pflanze von Bauern angepflanzt.

Centaury wächst in Feldern, Hecken und Wiesen.

Cerato ist im Augenblick sehr selten.

Vervain wächst an Wegrändern und in Hecken.

Impatiens ist ursprünglich nicht in England beheimatet, aber es wächst an den Ufern einiger walisischer Flüsse in Vollkommenheit. Die Pflanze hat verschiedenfarbige Blüten und es sollten nur die zartmalvenfarbenen Blüten gesammelt werden.

Water Violet ist vergleichbar selten, aber man findet es an einigen langsamfließenden, kristallklaren Bächen und Flüssen.

Olive wächst in Italien und anderen Ländern.

Gorse ist jedem gut bekannt. Die Blüten von Gorse sollten gepflückt werden, kurz bevor sie voll aufgeblüht sind und ihren Duft verströmen.

Oak. Die kleinen, schlanken Blütenstiele dieser Pflanze sollten gepflückt werden, wenn sie in voller Blüte stehen.

Vine wächst in Italien, der Schweiz und anderen Ländern.

Heather. Man sollte nicht das rote Heidekraut sammeln, sondern die wunderschönen, schlanken, kleinen, rosa Blüten der Art, die in den walisischen oder schottischen Bergen vorkommt.

Rock Water. Seit langem ist bekannt, daß bestimmte Brunnen- und Quellwasser die Kraft haben, Menschen zu heilen, und diese Brunnen oder Quellen sind wegen dieser Eigenschaft berühmt geworden. Jede Quelle oder jeder Brunnen, der wegen seiner Heilkraft berühmt geworden ist, und der immer noch in natürlichem Zustand belassen wurde, kann hierbei verwendet werden. Dieses Heilmittel muß dem Sonnenschein nicht lange ausgesetzt werden, ungefähr eine Stunde ist ausreichend.

Wild Oat wächst an Hecken und in den Wäldern.

Dieses Heilsystem ermöglicht, daß jeder die Heilmittel selbst herstellen kann, ja sogar, wenn man möchte, die Pflanzen selbst zu finden und die Heilmittel daraus zu gewinnen.

Wenn Sie Menschen beobachten, werden Sie feststellen, daß jeder Kranke einem oder mehreren der hier beschriebenen Typen zugeordnet werden kann, so daß man ihm das entsprechende Heilmittel verordnen kann.

Es ist unmöglich, die Anzahl der Menschen genau zu benennen, die vor kurzer Krankheit bewahrt wurden, und die Anzahl derjenigen, die mit Hilfe dieser wunderbaren, natürlichen, mit göttlicher Heilkraft versehenen Heilpflanzen der Berge, Wiesen und Täler geheilt worden sind.

Mögen wir immer die Freude und Dankbarkeit in unserem Herzen tragen, daß der große Schöpfer aller Dinge in seiner Liebe zu uns die Pflanzen auf den Wiesen wachsen läßt, um uns zu heilen.

3

Die zwölf Heiler und vier Helfer

(Veröffentlicht von C. W. Daniel und Co., 1933)

Die zwölf Heiler*

All denjenigen, die krank sind, sei folgendes gesagt: Krankheit hätte niemals die Macht gewinnen können, die sie heute besitzt, wenn der Mensch nicht den natürlichen Schutz gegen Krankheit vergessen hätte, nämlich die Heilpflanzen in den Wiesen. Darüber hinaus gibt es keine Krankheit, die der Heilkraft der richtigen Pflanze widerstehen kann, wenn der Patient den aufrichtigen Wunsch hat, wieder gesund zu werden. Krankheit kann in Gegenwart der richtigen Heilpflanze nicht mehr bestehen als die Dunkelheit in einem Zimmer, wenn die

---

* Das erste Kapitel aus diesem Text, ›Die zwölf Heiler‹ wurde zu einem früheren Zeitpunkt im selben Jahr zum ersten Mal veröffentlicht, als sich Bach in Marlow aufhielt. Er finanzierte den Druck selbst. Der Text stimmt mit dem hier zitierten überein, der von C. W. Daniel und Co. veröffentlicht wurde.

Fenster weit geöffnet sind und das Sonnenlicht hereingelassen wird.

Wir haben einen hohen Preis dafür bezahlt, daß wir die Heilweisen der Natur vergessen haben, und zwar in Form der Unmengen von Krankheiten, die es heutzutage gibt. Doch die Natur wartet geduldig und wir müssen uns ihr nur wieder zuwenden, um Linderung von unserem Leiden zu finden.

Seit undenklichen Zeiten hat die Menschheit gewußt, daß die Pflanzen der Natur ihre Beschwerden heilen können, und über die Jahrhunderte hinweg sind uns die Namen derjenigen, die über das wahre Wissen der Heilung mittels Pflanzen verfügten, immer noch im Gedächtnis.

Nur weil wir die Heilweise der Natur gegen die des Menschen eingetauscht haben, mußten wir leiden, und wir müssen nur zu ihr zurückkehren, um von unseren schweren Prüfungen erlöst zu werden. In Gegenwart der Heilweise der Natur besitzt Krankheit keine Macht. Jede Angst, Depression und Hoffnungslosigkeit kann beseitigt werden. Es gibt keine Krankheit, die nicht heilbar ist.

In diesem Kapitel werden die zwölf Heilpflanzen beschrieben, die die Macht besitzen, alle Arten von Krankheit zu heilen.

Als Heilpflanzen der Natur behandeln sie unsere Natur. Es spielt keine Rolle, ob unsere Hand, unser Fuß, unser Kopf oder irgendein anderes Körperteil erkrankt ist, und an welcher Krankheit wir leiden. Krankheit kann uns nur deshalb befallen, weil in unserer

Natur etwas nicht stimmt. Und diese Unstimmigkeit wird von den Heilpflanzen korrigiert und deshalb heilen sie nicht nur unseren Körper, sondern machen uns in jeder Weise gesünder und glücklicher und bringen Freude in unser Leben.

Um die Heilpflanze zu finden, die wir brauchen, müssen wir keinen einzigen Augenblick über die Krankheit nachdenken, an der wir leiden, noch daran, ob sie schwer oder leicht ist oder wir seit ein paar Stunden oder vielen Jahren krank sind. Alles, was wir tun müssen, ist herauszufinden, was mit unserer Natur nicht stimmt, und die Heilpflanze einzunehmen, die diesem Gemütszustand entspricht.

Was auch immer mit uns nicht stimmt, zeigt sich in einem oder mehreren der zwölf Gemütszustände, und entsprechend dem gegenwärtigen Gemütszustand können wir das erforderliche Heilmittel finden.

Wir können nicht krank werden, außer wir geraten aus der Harmonie mit unserer wahren Natur. Aber welcher Zustand auch immer sich hinter unserem Problem verbirgt, welcher Fehler auch immer sich in unserem Wesen versteckt, spielt keine Rolle. Denn diese Heilmittel werden uns dazu verhelfen, den Fehler zu korrigieren, und auf diese Weise werden sie nicht nur die Ursache unserer Krankheit heilen, sondern sie sind uns auch dabei behilflich, unsere körperliche und geistige Gesundheit wieder herzustellen.

Diese Heilmittel rufen einen harmonischen Gesamtzustand hervor und oftmals bringen sie die Lebensfreude zurück, und sie befreien uns von unseren Sorgen und

Ängsten — ein Zustand, den wir vorher noch nicht gekannt haben.

Wie bereits erwähnt, werden die Fehler in unserem Wesen durch zwölf verschiedene Gemütszustände ausgedrückt, wobei es für jeden einzelnen davon eine entsprechende Heilpflanze gibt, die unsere Gesundheit wieder herstellen kann.

Die zwölf Gemütszustände sind folgende:

Schwäche

Verzweiflung

Furcht

Qual

Unentschlossenheit

Gleichgültigkeit

Ruhelosigkeit

Selbstzweifel

Mutlosigkeit

Enthusiasmus

Ungeduld

Distanziertheit.

Nun folgt eine etwas ausführlichere Erklärung dieser Gemütszustände in Verbindung mit dem Namen der einzelnen Heilmittel.

Centaury

Schwäche

Gibt Kraft. Die Schwäche nach Krankheit: Blaß, matt, müde, energielos, schlapp, erschöpft. Die Vitalität ist erschöpft. Diejenigen, die sich um jeden Preis nach Frieden sehnen. Sogar wenn sie krank sind, zeigen sie eine allzugroße Bereitschaft, anderen zu helfen, und durch ihre Bemühungen sind sie erschöpft und verausgabt. Oftmals besitzen sie einen regen Geist, aber der Körper ist schwach, zu schwach, um große Anstrengungen zu vollbringen. Aufgrund ihrer Gutmütigkeit sind sie bescheiden, unterwürfig und leicht beeindruckbar.

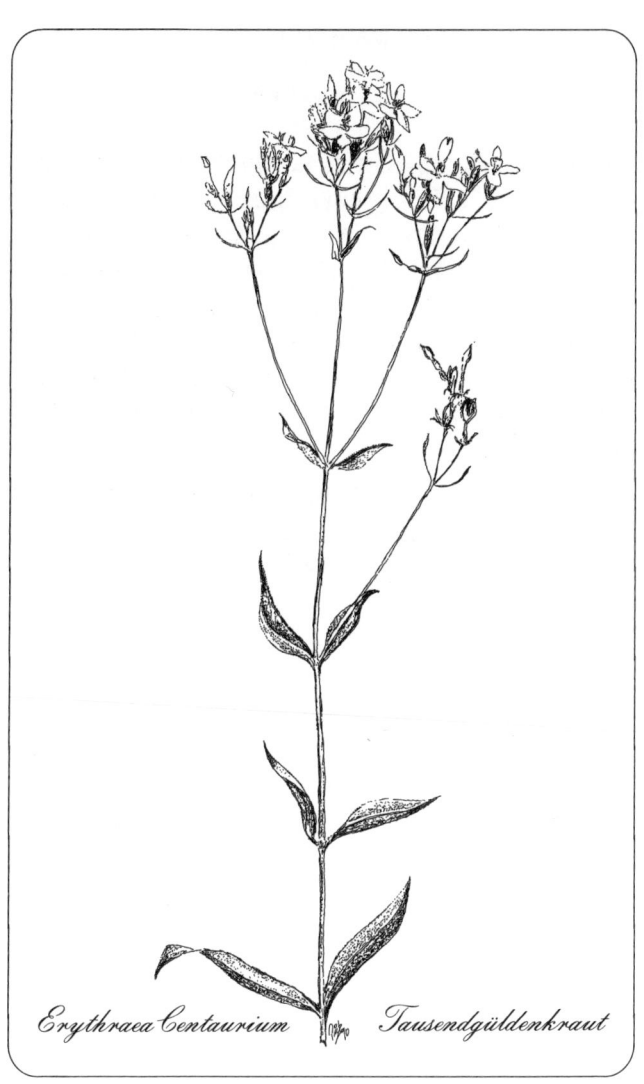

Erythraea Centaurium   *Tausendgüldenkraut*

Rock Rose
Verzweiflung

Dies ist das Notfallmittel. In Notfällen und Gefahr, sowie in allen hoffnungslosen Situationen. Immer wenn im Leben Gefahr droht. Wenn der Patient sich fürchtet oder in Panik gerät. In Fällen, wo es keine Hoffnung mehr zu geben scheint. Wenn dem Geist Gefahr droht, oder der Patient mit dem Gedanken an Selbstmord spielt oder droht, verrückt zu werden, oder bei einem Nervenzusammenbruch, Angst vor dem Tod oder schwerer Depression.

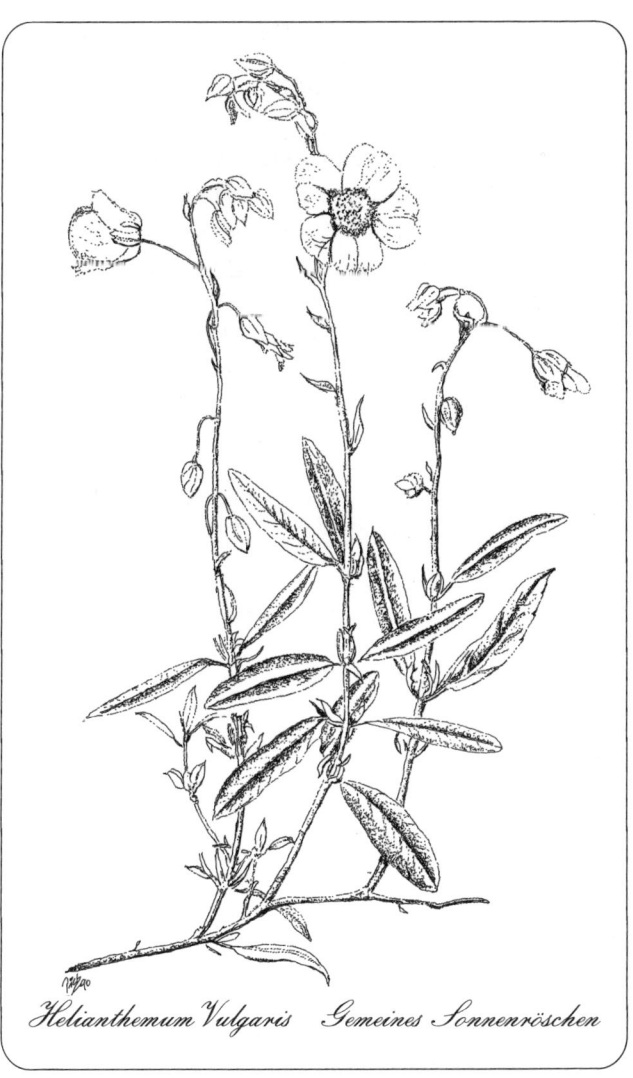

Helianthemum Vulgaris   Gemeines Sonnenröschen

Mimulus
Furcht

Das Mittel, um jede Furcht zu besiegen. Die Furcht vor
Krankheit, vor Unfällen oder unbekannten Gefahren.
Die Furcht vor Menschen, vor Verwandten, Fremden,
Menschenmengen, Lärm, dem Gerede oder dem Miß-
trauen anderer, oder dem Alleinsein. Angst vor Feuch-
tigkeit, Kälte, Hitze oder der Dunkelheit. Diese Menschen haben Angst, daß ihre Krankheit Komplikationen
mit sich bringt, oder davor, unheilbar krank zu sein.

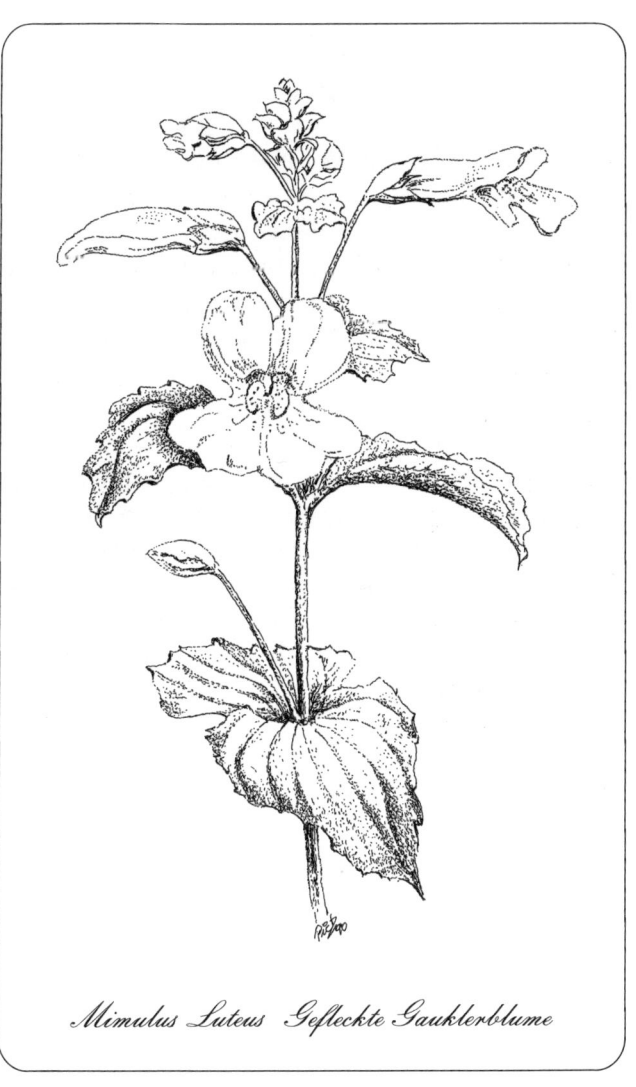

Mimulus Luteus Gefleckte Gauklerblume

Agrimony

Qual

Dieses Mittel bringt all denjenigen Linderung, die körperliche oder geistige Qualen leiden. Es bringt ihnen Frieden. Das Mittel für die Ruhelosen, von Sorgen Beladenen, Ängstlichen und von innerem Aufruhr Gequälten. Für diejenigen, die keine Ruhe und keinen geistigen Frieden finden können. Es gibt eine Unmenge dieser Leidenden, die ihre innere Qual oftmals hinter falschem Lächeln und gespielter Heiterkeit verbergen. Oft scheinen sie nach außen hin die fröhlichsten und humorvollsten Menschen zu sein. Viele von ihnen flüchten sich in Alkohol oder sogar Drogen als Stimulanzien, die ihnen dazu verhelfen, weiterzukämpfen. Sie tun alles, um zu vermeiden, andere mit ihren Problemen zu belasten. Selbst bei schwerer Krankheit verharmlosen sie ihre Probleme. Es sind tapfere Menschen und Agrimony wird ihnen Hilfe bringen.

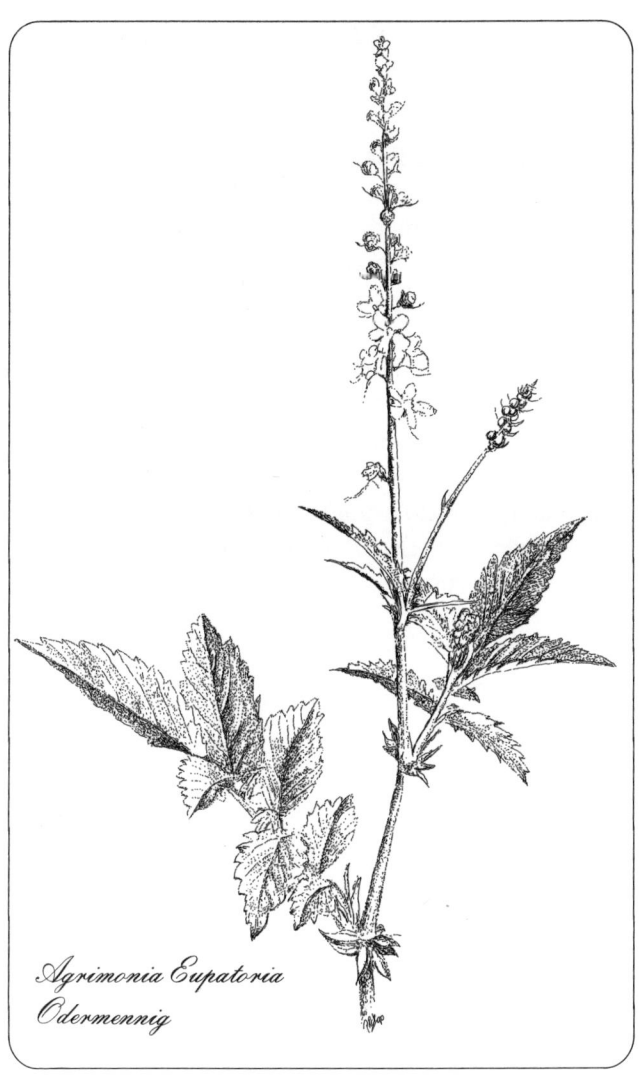

Agrimonia Eupatoria
Odermennig

Scleranthus
Unentschlossenheit

Für diejenigen, die sich nicht entscheiden können, was sie wollen. Erst erscheint ihnen das eine richtig und dann wieder das andere. Ihre Wünsche scheinen wie ihre körperlichen Symptome ebenso schnell wieder zu verschwinden, wie sie aufgetaucht sind. Wenn sie Fieber haben, schwankt ihre Temperatur sehr stark. Sie sind unentschlossen und können keine raschen oder konkreten Entscheidungen fällen, und ihre Entscheidungen wechseln rasch. Ihre Bewegungen sind unsicher und unkontrolliert, ebenso wie ihr Gang. Ihre Stimmungen schwanken zwischen himmelhochjauchzend und zu Tode betrübt. Bei Gesprächen springen sie schnell von einem Thema zum anderen.

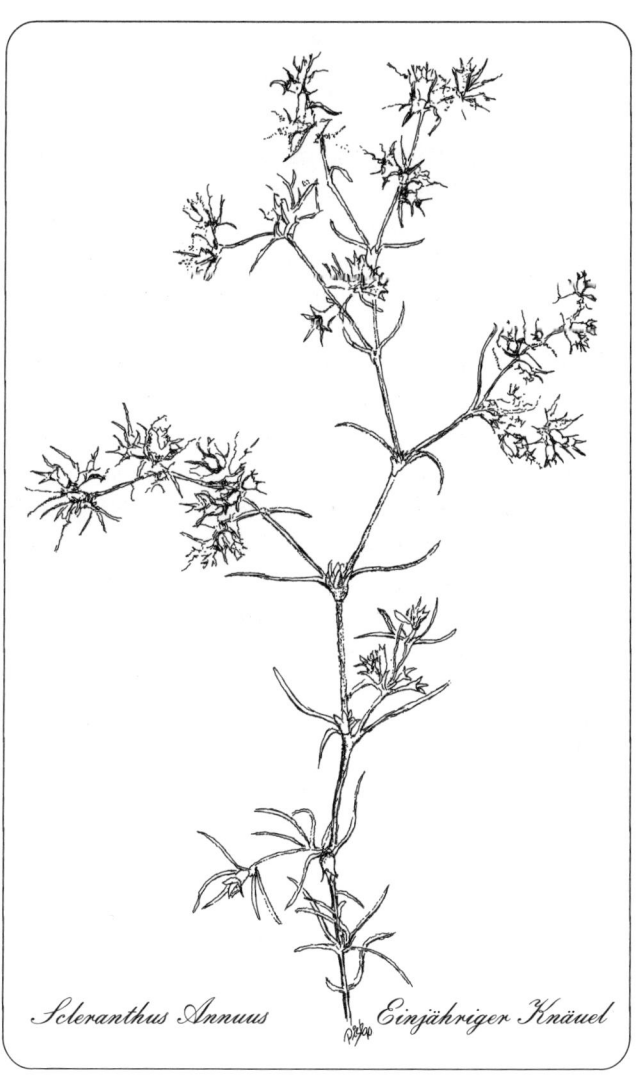

Scleranthus Annuus *Einjähriger Knäuel*

Clematis

Gleichgültigkeit

Das Mittel gegen alle schläfrigen, benommenen, lustlosen Zustände. Wenn der Patient das Interesse verliert und keine Anstrengung macht, wieder gesund zu werden. Er scheint gleichgültig gegenüber allem, was passiert. Er kann sich für nichts mehr begeistern. Wenn man mit diesen Menschen spricht, hören sie nur halb zu. Diese Menschen sind oft verträumt, abwesend, apathisch und gedankenverloren. Vielleicht denken sie zuviel an einen Menschen, den sie verloren haben, oder träumen von Zielen, deren Verwirklichung sie jedoch nicht in Angriff nehmen. Sie scheinen zufrieden, jedoch nicht ganz wach, und leben glücklich in ihren Träumen von ihren Idealen. Im allgemeinen sind sie ruhig und sanft, aber sie können in ihrem Leben nicht genug Freude finden. Sie leben nicht in der Gegenwart. Sie fallen häufig in Ohnmacht und wenn sie bewußtlos sind, genügt es, ihre Lippen mit dem Heilmittel zu befeuchten.

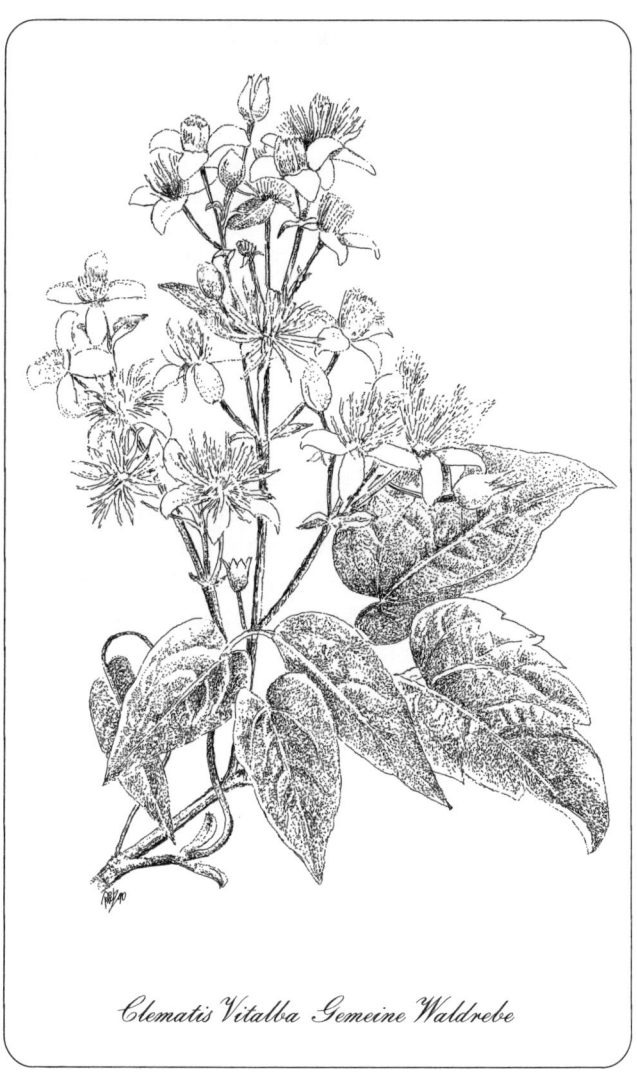

Clematis Vitalba Gemeine Waldrebe

Chicory

Ruhelosigkeit

Wenn diese Menschen krank sind, machen sie sich große Sorgen um andere, ihre Kinder, Freunde und Verwandte. Sie sorgen sich, ob es anderen zu warm, zu kalt ist, sie nicht glücklich sind und ihr Leben nicht genießen. Sie fragen ständig nach ihrem Befinden und ihren Wünschen. Sie sind übertrieben in ihren Bemühungen, andere zufriedenzustellen. Sie fragen sie nach ihren Wünschen und Bedürfnissen. Dieser Zustand verhindert den inneren Frieden des Patienten und versetzt ihn ständig in Spannung. Manchmal tun sich die Patienten selbst leid. Sie haben das Gefühl, ihre Krankheit nicht verdient zu haben. Sie fühlen sich mißbraucht und vernachlässigt. Oftmals haben sie eine gute Gesichtsfarbe, obwohl sie krank sind. Sie gehören zu den Menschen, deren gesundes Aussehen verhindert, daß man Mitleid mit ihnen hat.

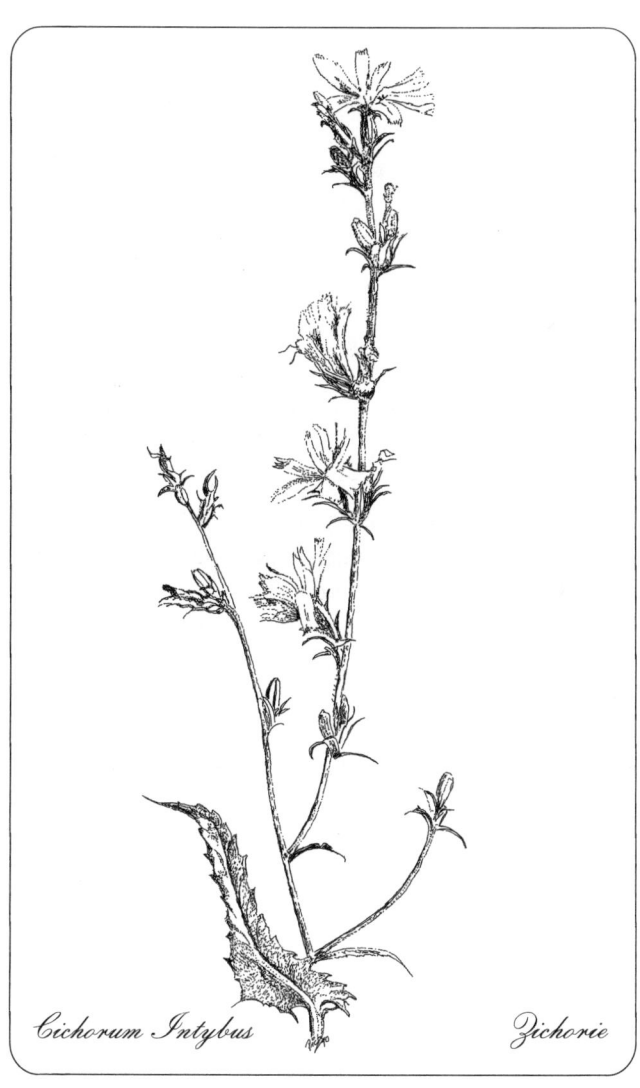

Cichorum Intybus   *Zichorie*

Cerato

Selbstzweifel

Das Mittel für diejenigen, die zu leicht beeinflußbar sind. Für diejenigen, die kein Selbstvertrauen haben und sich zu sehr auf den Rat anderer verlassen. Sie hören erst auf den einen Rat und dann auf den anderen. Ihre mangelnde Selbstachtung führt dazu, daß sie andere, die eine feste Meinung vertreten, zu sehr bewundern und ihnen zu sehr vertrauen. Dies führt dazu, daß sie leicht in Schwierigkeiten geraten. Wenn sie krank sind, sind sie ziemlich sicher, daß ihnen eine Behandlung helfen wird, bis sie von einer anderen hören. Sie unterziehen sich einer Behandlung nach der anderen, je nachdem, welchen Ratschlag man ihnen zuletzt gegeben hat. Sie tun fast alles, was gut oder schlecht für sie ist, wenn das Argument nur überzeugend ist. Sie vertrauen nicht auf ihre eigene Urteilsfähigkeit. Anstatt ihren eigenen Wünschen und Bedürfnissen zu folgen, richten sie sich oftmals nach dem, was andere denken oder ihnen geraten haben. Die Vorstellungen und Meinungen anderer sind übertrieben wichtig für sie, was ihnen ihre eigene Persönlichkeit raubt. Sie finden immer irgendeine Entschuldigung für alles, was sie tun.

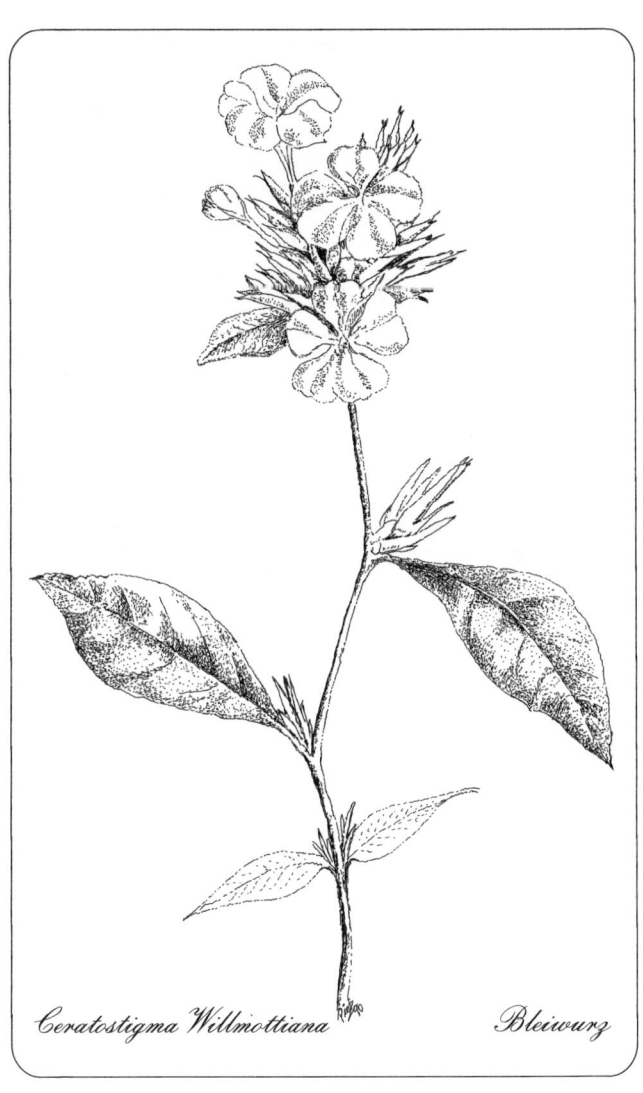

Ceratostigma Willmottiana Bleiwurz

Gentian

Mutlosigkeit

Das Mittel für diejenigen, die schwankend oder mutlos sind. Sie sehen immer nur die dunkle Seite des Lebens und sind pessimistisch. In der Rekonvaleszenz, wenn sie glauben, daß ihre Krankheit zum Stillstand gekommen ist. Sie sind erfolgreich, neigen jedoch zu Mutlosigkeit und zweifeln an ihren Fortschritten. Dieses Mittel hilft denjenigen, die das Gefühl haben, daß Schwierigkeiten, die vor ihnen liegen, unüberwindlich sind, und vorübergehend ihren Mut verlieren. In diesem Zustand brauchen sie nur ein wenig Ermutigung, die ihnen durch dieses Heilmittel zuteil wird, worauf es ihnen wieder besser gehen wird.

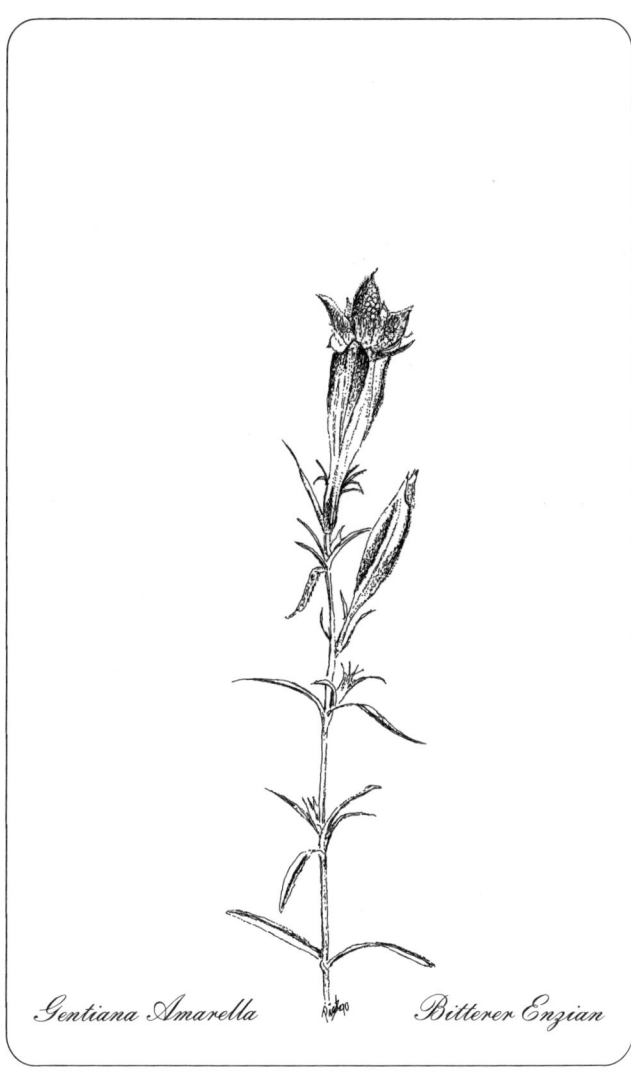

Gentiana Amarella   *Bitterer Enzian*

Vervain

Enthusiasmus

Das Mittel für die Willensstarken. Für diejenigen, die einen starken Geist haben, die dazu neigen, sich geistig und körperlich zu verausgaben. Sie weigern sich, eine Niederlage einzustecken, und kämpfen noch weiter, wenn andere längst aufgegeben hätten. Sie gehen ihren eigenen Weg. Sie haben feste Vorstellungen und sind sich sehr sicher, daß sie wissen, was richtig ist. Sie können fast besessen sein, eine Behandlung zu verweigern, bis ihr Zustand sie dazu zwingt. Sie lassen sich von ihrer Begeisterung hinreißen und verursachen sich selbst eine Menge Streß. In allem neigen sie zu übertriebener Ernsthaftigkeit und Anspannung. Das Leben ist für sie eine mühsame Angelegenheit. Sie haben ihre eigenen festen Ansichten und manchmal möchten sie andere von ihrem Standpunkt überzeugen und sind für die Meinungen anderer nicht aufgeschlossen. Sie hören nur ungern auf den Rat eines anderen. Oftmals haben sie hohe Ideale und Ziele für das Wohl der Menschheit.

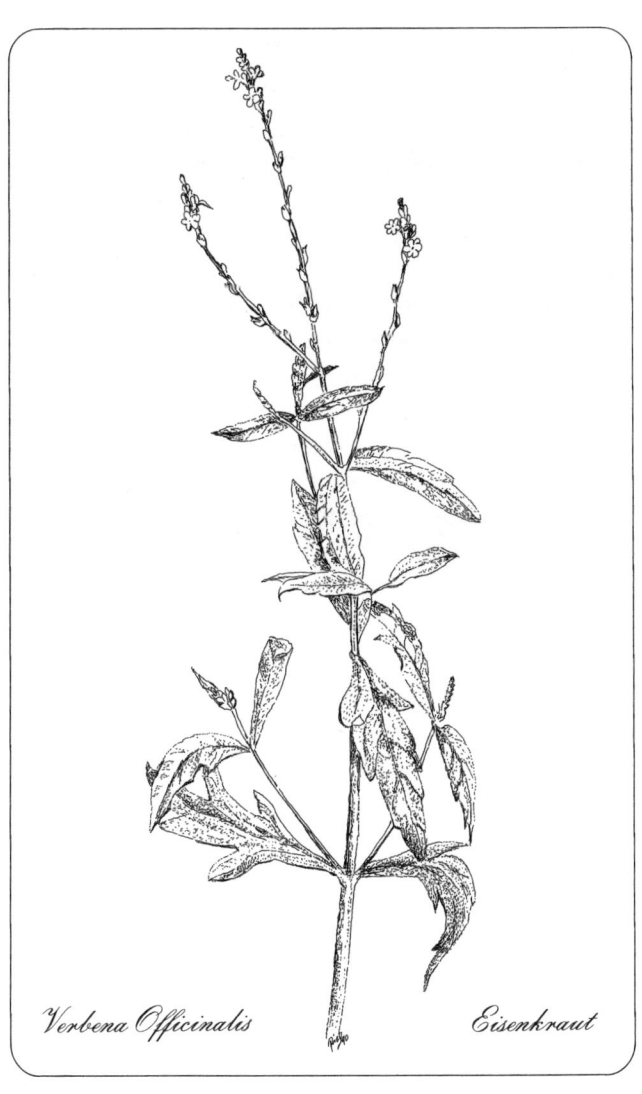

Verbena Officinalis   *Eisenkraut*

Impatiens
Ungeduld

Das Mittel für alle Fälle, in denen Ungeduld vorhanden ist. Die Ungeduld mit sich selbst, der Wunsch, die Dinge voranzutreiben, schnell zu erledigen, alles auf einmal zu machen und schnell wieder auf der Höhe zu sein. Die Ungeduld mit anderen, die Reizbarkeit bei Kleinigkeiten. Es fällt diesen Menschen schwer, ihr Temperament zu zügeln. Sie können nicht warten. Dieser Gemütszustand ist sehr verbreitet und während der Rekonvaleszenz oftmals ein gutes Zeichen. Die Ruhe, die dieses Heilmittel bringt, beschleunigt den Genesungsprozeß. Bei starken Schmerzen besteht oft große Ungeduld, weshalb Impatiens in diesen Fällen von großem Wert ist, wenn es darum geht, die Schmerzen zu lindern und den Patienten zu beruhigen.

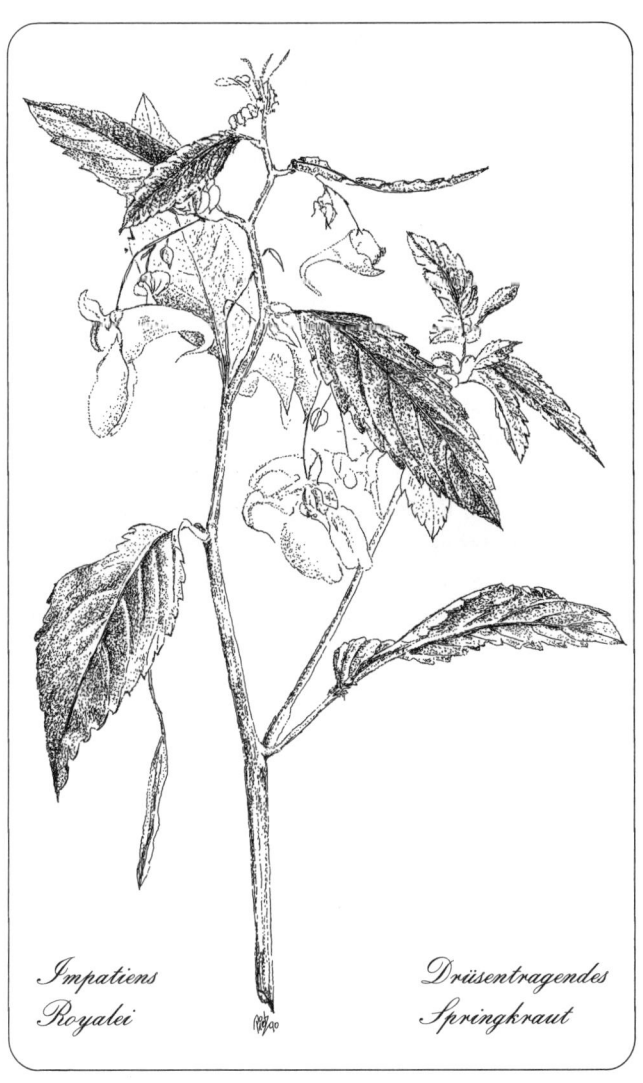

*Impatiens
Royalei*

*Drüsentragendes
Springkraut*

Water Violet
Distanziertheit

Oft besitzen diese Menschen große körperliche und geistige Schönheit. Sie sind sanftmütig, ruhig und sehr kultiviert, und doch meistern sie ihr Schicksal und leben mit einer ruhigen Entschlossenheit und Sicherheit. Sie sind gerne alleine. Wenn sie krank sind, sind sie ein wenig stolz und distanziert, was wiederum auf sie zurückwirkt. Selbst wenn dies der Fall ist, sind sie sehr tapfer und versuchen, sich alleine durchzukämpfen, und es ohne die Hilfe anderer zu schaffen, und ihre Mitmenschen nicht zu ängstigen oder zu belasten. In der Tat sind es tapfere Seelen, die um ihre Lebensaufgabe zu wissen scheinen und sie mit einem ruhigen, entschlossenen Willen erfüllen. Oft gehen sie nicht einmal mit den Menschen, die ihnen am nächsten stehen, starke Bindungen ein. Mißgeschicke und Krankheit ertragen sie ruhig und tapfer, und ohne sich zu beklagen.

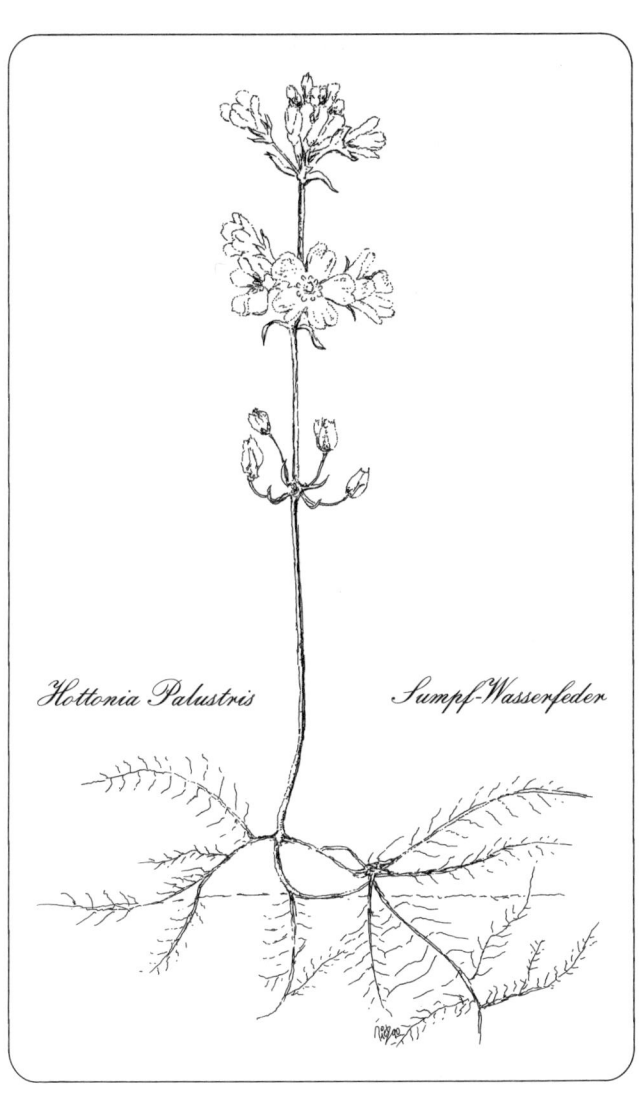

Hottonia Palustris   *Sumpf-Wasserfeder*

Die vier Helfer

Es kann sein, daß gewisse Fälle nicht genau einem der zwölf Heiler zu entsprechen scheinen. Diese Patienten haben sich scheinbar so sehr an ihre Krankheit gewöhnt, daß sie zu einem Teil von ihnen geworden ist. Es ist schwierig, ihr wahres Selbst zu erkennen, weil sie sich an die Krankheit angepaßt und ihr Leben danach ausgerichtet haben, anstatt sich einer Behandlung zu unterziehen. Sie haben resigniert und betrachten ihre Krankheit als etwas Unausweichliches, anstatt entschlossen zu sein, sie zu besiegen, und sie haben ihr Leben an ihre Krankheit angepaßt.

Diese Menschen haben sehr viel von ihrer Individualität und ihrer Persönlichkeit verloren. Sie brauchen Hilfe, um einen Ausweg aus ihrer Sackgasse zu finden, in die sie geraten sind, bevor man herausfinden kann, welchen der zwölf Heiler sie brauchen.

Diese Fälle sind jedoch in Wirklichkeit nicht hoffnungslos, und für sie sind die vier Helfer da. Diese vier Helfer werden diese Patienten aus dem Zustand der Stagnation befreien und schließlich den Zustand der Aktivität wieder herstellen. Wenn sie soweit fortgeschritten sind, wird ihre Individualität soweit wieder hergestellt sein, daß man herausfinden kann, welcher der zwölf Heiler erforderlich ist, um sie wieder vollkommen gesund zu machen.

Es sind Menschen, die folgendes sagen: »Ich leide seit meiner Kindheit an dieser Krankheit und kann nicht erwarten, von ihr befreit zu werden.« Oder sie sind schon so lange krank, daß sie zu der Meinung gelangt sind, daß nichts für sie getan werden kann. Oder vielleicht gehören sie zu den Leuten, die schlechte Laune oder chronische Erkältungen oder eine andere chronische Krankheit als Teil ihrer Natur betrachten. Besonders bei bestimmten Gemütszuständen wie Reizbarkeit, Nervosität oder Hemmung und ähnlichen Zuständen, wird dieser in der Tat als Teil ihrer Persönlichkeit akzeptiert, und sie sind sich wirklich nicht bewußt, daß dies nicht ihr wirkliches Selbst ist. Und doch gibt es für all diese Patienten Hoffnung auf Besserung, wenn sie es nur wollen.

Die Resignation bei Charakterfehlern oder körperlichen Schwächen kann überwunden werden, wenn der Wunsch nach Heilung vorhanden ist, und die vier Helfer befreien uns aus diesem Zustand und bringen uns in eine Gemütsverfassung, die sich auf der Stufe der zwölf Heiler befindet. Für jede Heilung ist es jedoch eine Voraussetzung, daß der Patient den Wunsch hat, wieder gesund zu werden.

Es gibt vier Persönlichkeitstypen von Menschen, die ihre Hoffnung verloren haben, obwohl sie sich dessen nicht völlig bewußt sind, da sie — wie gesagt — den unnormalen Zustand ihres Geistes oder Körpers als einen Teil ihres Charakters betrachten. Vielleicht gilt dies mehr für die geistige Lebenseinstellung als für körperliche Beeinträchtigungen, wie aus den Erläuterungen zu den beiden Heilmitteln Heather und Rock Water hervorgeht.

Ulex Europaeus

Gorse

Diese Patienten sagen: »Ich habe alles versucht, und es hat keinen Sinn weiterzumachen. Nichts kann mich heilen.«

Sie haben aufgehört, es zu versuchen, sie haben sich in ihre Krankheit gefügt und beklagen sich nicht einmal. Sie behaupten, man habe ihnen gesagt, man könne nichts für sie tun und es gäbe keine medizinische Hilfe für sie. Selbst wenn sie sich einer Behandlung unterziehen, meinen sie, so viele Monate oder Jahre krank gewesen zu sein, daß sie nicht erwarten können, daß eine Besserung von Dauer ist.

Der Grund für ihre Resignation liegt darin, daß sie aufgrund einer Angst oder Furcht oder inneren Qual die Hoffnung aufgegeben und aufgehört haben, nach Gesundheit zu streben. Aber mit dem Einfluß des Heilmittels Gorse kann in all diesen Fällen dennoch eine Besserung erzielt werden, die alle Erwartungen übertrifft. Danach kann es sein, daß Agrimony oder Mimulus erforderlich sind, um völlige Heilung zu bewirken.

Gorse ist für diejenigen, die viel gelitten und den Mut verloren haben, es weiter zu versuchen.

Menschen, die das Heilmittel Gorse brauchen, sind im allgemeinen ziemlich blaß und haben oftmals dunkle Ringe unter den Augen. Sie sehen aus, als ob sie in ihrem Leben mehr Sonnenschein bräuchten, um die Wolken zu vertreiben.

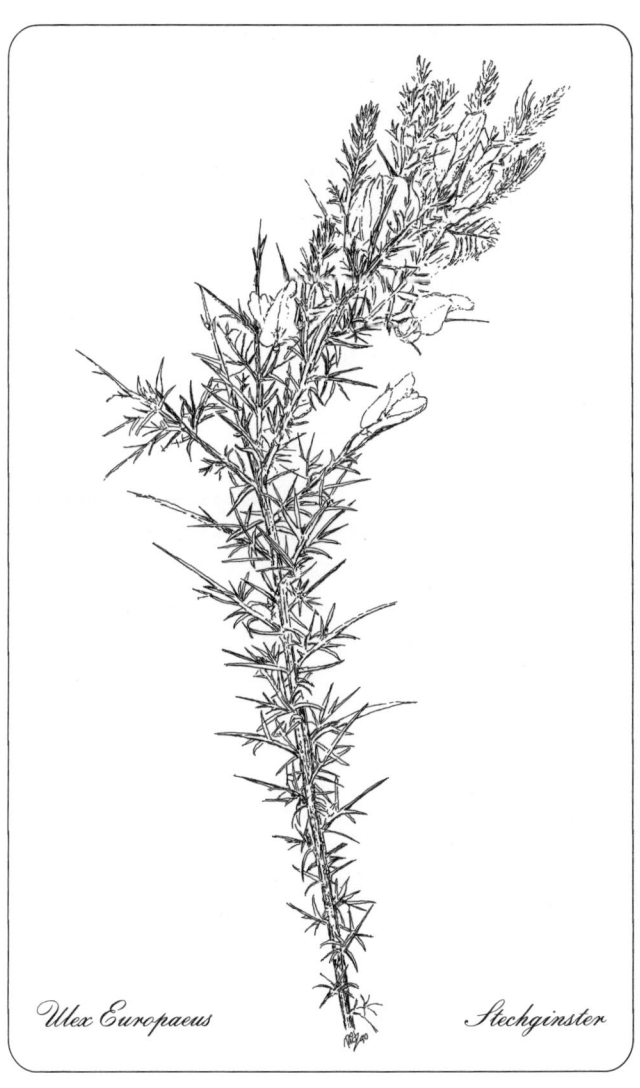

Ulex Europaeus   *Stechginster*

Quercus Pedunculata

Oak

Oak eignet sich für den Persönlichkeitstyp von Menschen, die, obwohl sie keine Hoffnung auf Heilung haben, trotzdem kämpfen, und sehr aufgebracht sind, daß sie krank sind.

Diese Menschen leiden seit vielen Jahren unter körperlichen Krankheiten und, obwohl sie in bezug auf ihren Gesundheitszustand kaum mehr Hoffnung haben, kämpfen sie dennoch weiter.

Sie sind aufgebracht darüber, daß sie nicht gesund werden können, und ärgerlich, daß sie krank sind, weil sie anderen Schwierigkeiten machen und ihren Beitrag zu den Alltagspflichten nicht leisten können. Sie sind sehr erzürnt darüber, daß sie ihre Lebensaufgabe nicht erfüllen können, und halten sich für einen Versager.

Diese Patienten geben niemals anderen die Schuld, sondern laden sich selbst die ganze Verantwortung auf.

Die Krankheiten dieses Persönlichkeitstyps manifestieren sich dort, wo sie in geistiger und körperlicher Hinsicht aus dem Gleichgewicht geraten sind, in geistiger Hinsicht beispielsweise in Form von schweren Nervenzusammenbrüchen oder Formen von Geistesgestörtheit, die als vollkommen aus dem Gleichgewicht beschrieben werden können (das heißt bei starkem Kontrollverlust). Und dasselbe gilt für den körperlichen Zustand, wobei der Patient die Kontrolle über bestimmte Körperteile oder Körperfunktionen verliert.

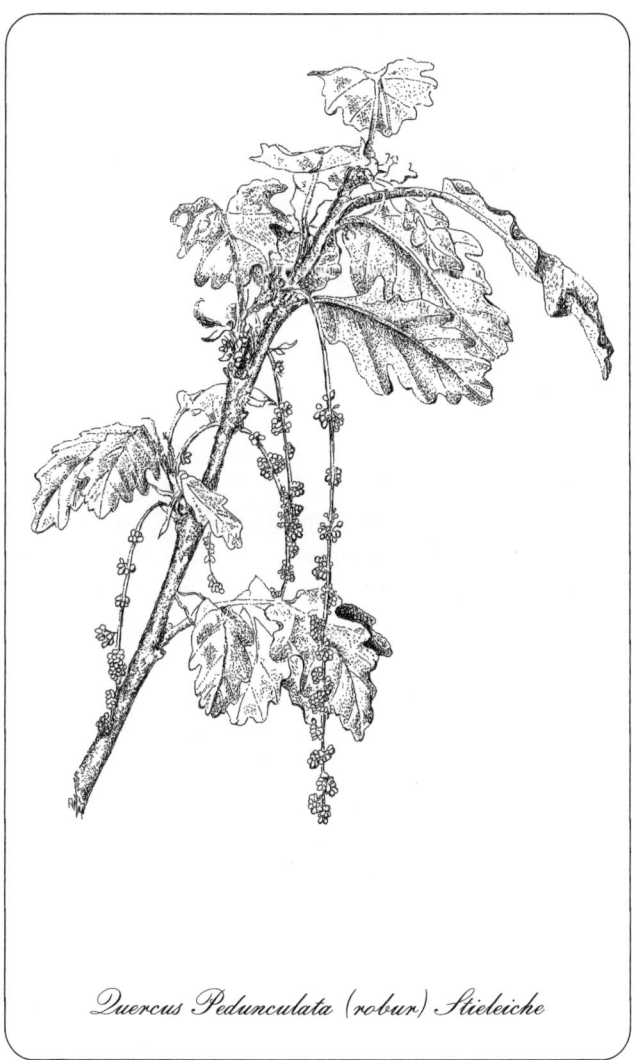

Quercus Pedunculata (robur) Stieleiche

Calluna Vulgaris
Heather

Für die Menschen, die dem Persönlichkeitstyp von Heather entsprechen, ist es charakteristisch, daß sie sich über die Probleme ihrer Mitmenschen aufregen, nicht über die wirklich großen Probleme des Lebens, sondern die Schwierigkeiten des Alltags.

Sie sorgen gerne für Menschen, die in Schwierigkeiten sind, wobei sie ihnen ihre Hilfe beinahe aufzwingen. Sie sind sehr aufgebracht, wenn andere ihren Rat nicht annehmen, obwohl sie der Meinung sind, es wäre zu ihrem Besten.

Sie versuchen mit allen ihnen zur Verfügung stehenden Mitteln, andere von ihrer Meinung zu überzeugen, oder sie zwingen sie sogar, das zu tun, was sie für richtig halten.

Tatsächlich meinen sie es sehr gut und ihre Urteile sind gewöhnlich fundiert, aber sie setzen sich selbst unter Druck in dem Wunsch, die Menschen, die ihnen nahestehen, anzutreiben.

Dies ist ein Zustand der übertriebenen Sorge um das Wohlergehen von Freunden und Verwandten, verbunden mit dem Wunsch, sie korrigieren zu müssen.

Dieser Gemütszustand ist so sehr zu einem Teil ihres Wesens geworden, daß er als Charaktermerkmal ihrer Persönlichkeit betrachtet wird.

Diese Menschen leiden gewöhnlich unter Herzbeschwerden, Herzklopfen, klopfenden Kopfschmerzen,

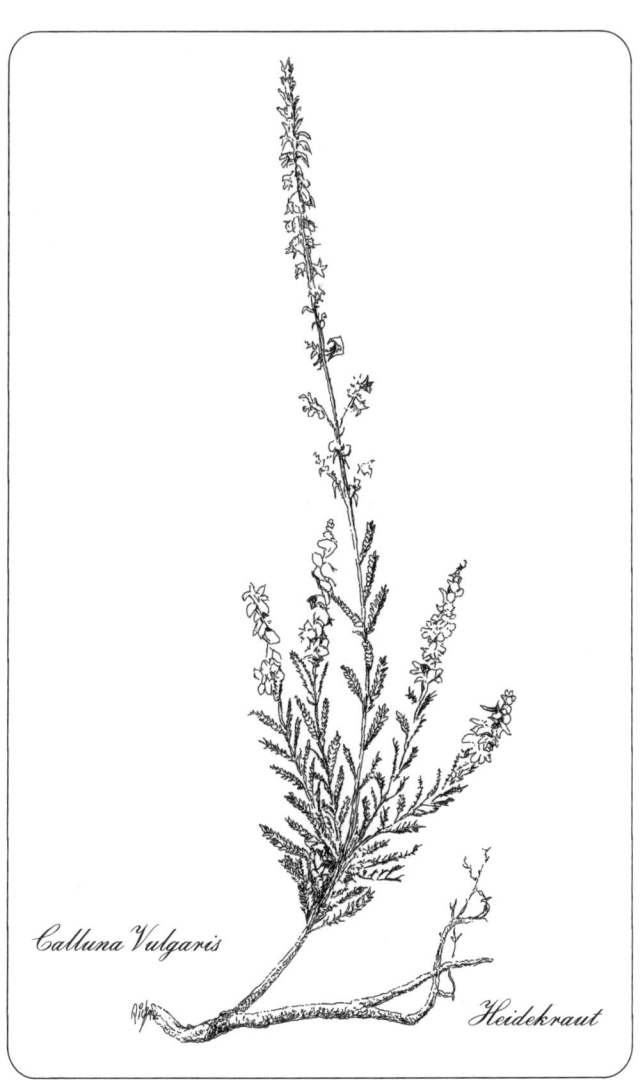

Calluna Vulgaris

Heidekraut

Verdauungsstörungen und anderen Beschwerden, die zum Beispiel durch starke Aufregung und übertriebene Bemühungen, anderen Menschen bei ihren normalen Alltagspflichten behilflich zu sein, verursacht werden.

Oftmals sind ihre Krankheiten bis ins hohe Alter nicht besonders ernst, aber sie leiden unter einem beträchtlichen Maß an Unwohlsein und Beeinträchtigung ihres Alltagslebens, die durch ständige leichte Beschwerden verursacht werden. Sie neigen auch dazu, schon bei den geringsten Schwierigkeiten Angst um sich selbst zu haben.

Sie sehen es gerne, wenn andere von ihnen abhängig sind, und sie finden Gefallen an dem Gefühl, nützlich zu sein und anderen bei ihren Schwierigkeiten helfen zu können.

Sie haben ein starkes Selbstvertrauen und sind sicherlich auch sehr begabt, so daß sie niemals an ihrer Fähigkeit zweifeln, anderen Ratschläge und Unterstützung geben zu können.

Diese Menschen sind oftmals gut gebaut und haben eine kräftige Gesichtsfarbe und einen kräftigen Körper, sie sind voller Energie und Aktivität und verausgaben sich selbst in den Bemühungen um andere.

Das Heilmittel Heather kann ihren Gesundheitszustand verbessern, ihre Ängste lindern und ihnen die übertriebene Sorge um die ihnen Nahestehenden nehmen.

Rock Water

Diese Menschen haben hohe Ideale und vertreten eine feste Meinung über Religion, Politik oder Reformen.

Sie meinen es gut und wollen die Welt zum Besseren verändern, wobei sie ihre Bemühungen jedoch auf Kritik beschränken, anstatt anderen als Vorbild zu dienen.

Sie lassen zu, daß ihr Denken und ein Großteil ihres Lebens von ihren Theorien beherrscht wird.

Sie sind jedesmal sehr unglücklich, wenn es ihnen nicht gelingt, andere zu ihren Ideen zu bekehren.

Sie wollen die Welt nach ihren eigenen Vorstellungen gestalten, anstatt ruhig und gelassen ihren bescheidenen Beitrag in dem großen Plan der Schöpfung zu leisten.

Dieses Heilmittel bringt ihnen Frieden und Verständnis, erweitert ihren Horizont und verhilft ihnen zu der Erkenntnis, daß jeder auf seine eigene Weise Vollkommenheit erlangen muß, und es mehr darum geht ›zu sein‹ anstatt ›zu tun‹ – so daß unser Selbst eine Reflexion des großen Plans ist, und wir nicht versuchen, unsere eigenen Vorstellungen in den Vordergrund zu schieben.

Dieses Heilmittel lehrt, daß anderen Menschen am besten dadurch geholfen wird, daß wir ihnen als gutes Beispiel vorangehen, und ihnen dazu verhelfen, die Wahrheit zu erkennen, nicht aber durch die harten Methoden eines Inquisitors.

Das Heilmittel Rock Water verhilft uns dazu, daß wir andere nicht mehr verurteilen, und es bringt uns die Erkenntnis, daß wir jedem erlauben müssen, seine eigenen

Erfahrungen zu machen und sein eigenes Seelenheil zu finden.

Die Blüten des Stechginsters (Gorse) sollten gepflückt werden, kurz bevor sie voll aufgeblüht sind und ihren Duft verströmen. Dies hängt natürlich von der Jahreszeit ab, aber wahrscheinlich können die Blüten Mitte April gesammelt werden.

Die kleinen, schlanken Blütenstiele der Eiche (Oak) sollten gesammelt werden, wenn sie in voller Blüte stehen. Auch in diesem Fall ist es abhängig vom Wetter, aber wahrscheinlich können sie Anfang oder Mitte Mai gepflückt werden.

Beim Heidekraut (Heather) sollten nicht die Blüten der roten Art gepflückt werden, sondern die wunderschönen, zarten, kleinen rosa Blüten der Heidekrautart, die im August und September in den walisischen und schottischen Bergen blüht. Die Essenz des Heidekrauts sollte nach Mittag hergestellt werden, hingegen sollten alle anderen Essenzen, die in diesem Buch erwähnt werden, am Morgen angesetzt werden.

Rock Water. Seit langem ist bekannt, daß bestimmte Brunnen- und Quellwasser die Kraft haben, eine bestimmte Anzahl von Menschen zu heilen, und diese Brunnen oder Quellen sind wegen dieser Heileigenschaft berühmt geworden. Jeder Brunnen oder jede Quelle, die als heilbringend bekannt geworden ist und in natürlichem Zustand belassen wurde, kann hierbei verwendet werden. Dieses Heilmittel braucht nicht lange dem Sonnenschein ausgesetzt zu werden. Es genügt, wenn man es ungefähr eine Stunde in die Sonne stellt.

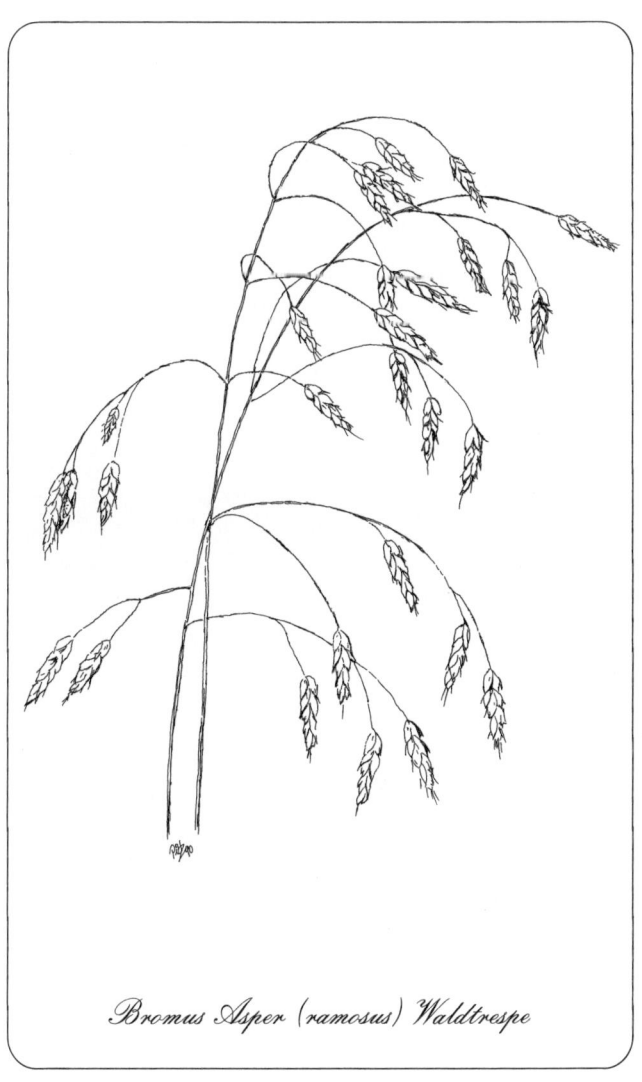

Bromus Asper (ramosus) Waldtrespe

4

Die Wiederentdeckung
der Psora

(British Homoeopathic Journal, Januar 1929)

Das Ziel dieses Vortrags* besteht darin, die Diskussion der Probleme fortzuführen, die Ihnen von Dr. Dishington bei Ihrer letzten Konferenz über bestimmte Nosoden, die für abnorme Organismen im Darmtrakt hergestellt wurden, unterbreitet wurden. Während der vergangenen acht Jahre wurde Ihre Aufmerksamkeit bei verschiedenen Gelegenheiten auf diese Nosoden gelenkt. Ich möchte Ihnen heute erklären, wie diese Nosoden entwickelt und weiterentwickelt wurden, sowie die damit verbundenen Denkprozesse, die Argumentation und Praxis, die sie in die Position gebracht haben, die sie heute einnehmen.

Drei Hauptprinzipien mußten erkannt werden, bevor die gegenwärtige Wirksamkeit dieser Nosoden erzielt werden konnte:

---

* Vortrag vor der britischen homöopathischen Gesellschaft am 1. November 1928

1. Die Entdeckung der Gruppe von Bazillen, die ihnen zugrunde liegen;
2. die Bedeutung der Gesetze von Hahnemann in Hinsicht auf die wiederholte Verabreichung der Dosen; und
3. die Tatsache, daß die Nosoden in potenziertem Zustand wirkungsvoll sein würden.

Um das Jahr 1912 erkannte man, daß im Darmtrakt sowohl scheinbar gesunder als auch kranker Menschen eine Bakteriengruppe vorkommt, die bis dahin als unwichtig betrachtet wurde. Es stellte sich aber heraus, daß sie mit chronischen Krankheiten in Verbindung stehen. Bei diesen Organismen handelte es sich um verschiedene Arten von nicht Laktose fermentierenden Bakterien, die zu der großen Koli-Typhus-Gruppe gehören, eng verwandt mit Organismen wie den Typhus-, Ruhr- und Paratyphuserregern, die jedoch keine akute Erkrankung auslösen, und in der Tat in keiner Verbindung mit einem spezifischen Krankheitsbild stehen. Da dieser Zusammenhang nicht bestand, waren sie in der Vergangenheit als unbedeutend betrachtet worden und wurden von Bakteriologen und Medizinern vernachlässigt. Aufgrund der Häufigkeit, in der diese Bakterien in einem so hohen Prozentsatz von Fällen gefunden wurden, bei denen keine anderen abnormen oder pathogenen Organismen isoliert werden konnten, beschloß man damals, diese Bakterien als Impfstoffe zu erproben, um festzustellen, ob sie in Fällen von chronischen Erkrankungen von Nutzen sein könnten. Man stellte fest, daß sie, trotzdem sie im normalen Sinne des Wortes nicht pathogen waren, sehr nutzbringend sein konnten, wenn man sie in dieser Weise als therapeutisches Mittel verwendete. Es stellte sich heraus, daß bei einer chronischen Krankheit mit diesen Impfstoffen eine leichte Verschlimmerung aller Symptome hervorgerufen werden konnte, der unter günstigen Umständen eine konkrete Besserung folgte. Bei den Patienten, die mit dieser Methode behandelt wurden, konnte eine gute Erfolgsquote verzeichnet werden, aber damals war der Prozentsatz dieser Fälle vergleichbar gering, was darauf zurückzuführen ist, daß die Injektionen viel zu häufig und in festen Abständen verabreicht wurden, wie zum Beispiel einmal pro Woche oder alle zehn Tage, was eine schwere Überdosierung zur Folge hatte und das Einsetzen einer positiven Reaktion unterbrach. Gegenwärtig können einige Bakteriologen und eine beträchtliche Anzahl von Ärzten bezeugen, daß zwischen diesen Organismen und chronischen Krankheiten, sowie zwischen ihnen und Darmvergiftungen mit ihren darauffolgenden krankhaften Auswirkungen ein Zusammenhang besteht. Hunderte von Ärzten haben diese Tatsache durch klinische Resultate nachgewiesen, die durch die Verwendung von Präparaten, die aus diesen Organismen hergestellt wurden, erzielt wurden. Der Beweis für ihre Wirksamkeit ist inzwischen so überwältigend, daß kein Zweifel daran mehr bestehen bleibt. Auch in Laborversuchen wurden Beweise gesammelt, die die Vermutung erhärten sollen, daß zwischen diesen Gruppen von Organismen und Krankheit eine Beziehung besteht. Wenn bei einem Patienten über längere Zeit täglich Stuhlproben entnommen werden, stellt sich heraus, daß diese abnormalen Organismen, die das Thema dieses Vortrags sind, nicht ständig vorhanden sind, sondern daß es negative Phasen gibt, in denen sie völlig fehlen, sowie positive, in denen sie in unterschiedlichen Mengen vorhanden sind. Darüber hinaus kommen sie auch während der positiven Phasen in unterschiedlichen Mengen vor. Wenn die Proben während einer negativen Phase untersucht werden, tauchen die Organismen in geringer Anzahl nach einiger Zeit auf, worauf ihre Zahl täglich zunimmt, bis ein Maximum erreicht ist, bei dem ihr Prozentsatz wieder fällt, bis sie wieder ganz verschwunden sind. Sowohl die maximale Anzahl und die Dauer der positiven und negativen Phasen können bei verschiedenen Versuchspersonen beträchtlich variieren, aber das Interessante daran ist, daß die Gesundheit des Betreffenden, egal, ob er krank ist oder sein Gesundheitszustand normal ist, direkt mit diesen Phasen korreliert. Am häufigsten zeigt sich bei chronischen Erkrankungen, daß die Symptome gegen Ende der negativen Periode am schlimmsten sind und sich bessern, wenn die abnormalen Organismen produziert werden. Allgemein kann man sagen, je größer die Produktion, um so positiver ist die Wirkung auf den Patienten. Wenn es Zeiten gibt, in denen der offensichtlich Gesunde nicht ganz auf der Höhe ist, zeigt sich dies im allgemeinen in derselben Phase dieses Zyklus. Boyd und Paterson in Glasgow erbringen Beweise für weitere Zusammenhänge zwischen diesen Phasen und dem Gesundheitszustand des Patienten.

Gewöhnlich bewirkt ein Impfstoff eine höhere und längere Produktion zum Wohle des Patienten. Wenn tägliche Aufzeichnungen über die Resultate gemacht werden, kann man daraus im allgemeinen den Gesundheitszustand des Patienten erkennen und den Verlauf des Genesungsprozesses. Oft erweisen sich diese Aufzeichnungen als nützlicher Hinweis, um den richtigen Zeitpunkt für die wiederholte Verabreichung des Impfstoffs zu bestimmen. Vom medizinischen und experimentellen Standpunkt aus betrachtet besteht kein Zweifel mehr daran, daß diese Gruppen von Organismen in einem konkreten Zusammenhang mit chronischer Krankheit stehen.

Der nächste Schritt — die Entdeckung, daß die Dosen nicht in festgelegten Intervallen verabreicht werden sollten, sondern entsprechend der Reaktion des Patienten — gestaltete sich folgendermaßen: In Laborversuchen, bei denen Lungenentzündung mit dem Serum behandelt wurde, stellte man fest, daß man bessere Resultate erzielte, wenn man die Dosen entsprechend der Reaktion des Patienten auf die Injektion verabreichte, und wenn der Pulsschlag und die Temperatur nach einer Dosis fielen, die Resultate viel zufriedenstellender waren, wenn keine weitere Injektion verabreicht wurde, solange die Besserung anhielt, und man die Injektion nur dann wiederholte, wenn der Puls und die Temperatur wieder stiegen. Die Genesung stellte sich schneller und erfolgreicher ein und beträchtlich geringere Dosen des Impfstoffs waren erforderlich. Nachdem dies klar erkannt und erwiesen war, folgte logischerweise, daß man

dieselbe Methode bei allen Arten von akuten Fieberanfällen ausprobierte, worauf sich dieselben positiven Resultate einstellten. Als dies konkret nachgewiesen war,
gelangte man zu der Schlußfolgerung, daß dieses Gesetz, das sich anscheinend auf alle akuten Krankheiten
anwenden ließ, möglicherweise auch für chronische Erkrankungen gültig ist. Man probierte die Methode bei
chronischen Erkrankungen aus und die Resultate übertrafen die Erwartungen bei weitem.

Bei chronischen Erkrankungen wurde die Dosis in
einem Abstand von höchstens drei Wochen verabreicht,
da man herausfand, daß sich bei manchen Patienten
eine Besserung nicht vor diesem Zeitpunkt einstellte.
Wenn nach drei Wochen Besserung eintrat, wurde keine
weitere Dosis verabreicht, bis keine weitere Besserung
des Zustands mehr zu verzeichnen war und der Zustand
entweder stagnierte oder eine Tendenz zu einem Rückfall bestand. Anhand dieser Richtlinien stellte man fest,
daß die Besserungsphase in verschiedenen Fällen von
zwei oder drei Wochen bis zu längeren Intervallen wie
in seltenen Fällen bis zu zwölf Monaten variierten, und
daß man eindeutig bessere Resultate erzielte, wenn man
während dieser Phasen keine erneute Dosis verabreichte, obwohl man natürlich eine viel geringere Dosis nehmen mußte. Der Erfolg dieser Methode dauert bis zum
heutigen Tag an.

In diesem Stadium waren wir deshalb zu zwei Schlußfolgerungen gelangt: Erstens, daß diese bestimmte
Gruppe von nichtpathogenen, nicht Laktose fermentierenden Bakterien des Darms zweifellos mit chronischer

Krankheit verbunden waren, und zweitens, daß Impfstoffe, die man daraus gewonnen hatte, wertvolle Heilmittel waren, wenn man sie entsprechend den Gesetzen von Hahnemann verabreichte und die Reaktion des Patienten beobachtete, und nicht in regelmäßigen Abständen, wie dies bis dahin getan worden war.

Wenn man in diesem Stadium als Bakteriologe in eine Klinik kam, wurde man in die Wissenschaft der Homöopathie eingeführt. Wenn man Hahnemanns Organon zum ersten Mal gelesen hatte, erkannte man plötzlich die Tatsache, daß die Arbeit der modernen Impflehre nichts anderes war als die Wiederentdeckung einer anderen Methode mit denselben Tatsachen, die Hahnemann bereits ein Jahrhundert zuvor erkannt hatte. In Verbindung mit einigen der homöopathischen Prinzipien ließen sie sich sofort auf diese verschiedenen Bakteriengruppen und Präparate anwenden, die daraus gewonnen werden, indem sie in derselben Weise potenziert werden, wie dies bei den homöopathischen Mitteln geschieht. Es dauerte nur kurze Zeit, um zu beweisen, daß die auf diese Weise hergestellten Nosoden von großem therapeutischem Wert waren, und die weitere Forschung in den vergangenen acht Jahren, in denen viele Hunderte von Patienten behandelt wurden, hat die früheren Hoffnungen mehr als bestätigt.

Heute werden diese Nosoden nicht nur in England, sondern in noch stärkerem Maße in Deutschland und in den Vereinigten Staaten von Amerika und in geringerem Maße auch in Frankreich, Holland und der Schweiz verwendet.

Vom homöopathischen Standpunkt aus betrachtet, ist die erste wichtige Frage, mit der man sich beschäftigen muß, ob diese Präparate mit den Gesetzen von Hahnemann übereinstimmen und ob die Impfmethode eine Erweiterung seines Werkes ist. Viele von uns sind der Meinung, daß dies der Fall ist, da der Begründer der Homöopathie mehr als einmal das pathogene Produkt von Krankheit als Grundlage für ein Heilmittel verwendete, und man hat kaum Zweifel daran, daß er diese Präparate verwendet hätte, wenn er in der Lage gewesen wäre, diese Organismen zu isolieren. Darüber hinaus ist immer noch ungewiß, ob diese Organismen die Ursache, die Folge oder den Versuch darstellen, die Krankheit zu heilen. Im Augenblick können wir nicht mehr sagen, als daß eine Verbindung besteht, aber bis jetzt lassen sich diese Organismen nicht genau bestimmen. Es ist absolut nicht unwahrscheinlich, daß diese Bakterien eine Abart des Bacillus coli sind, und letzterer muß aufgrund seiner universellen Präsenz in unserer modernen Zivilisation nicht nur beim Menschen, sondern auch bei Tieren, Vögeln usw. mehr oder weniger als ein normaler Darmbewohner betrachtet werden. Die Experimente weisen darauf hin, daß während großen und fundamentalen Veränderungen im Körper sich die Darmflora verändern kann, so als ob sie versuchte, die Harmonie aufrechtzuerhalten, denn es ist nicht unmöglich, daß diese Bakteriengruppen der normale Bacillus coli sind, und zwar in veränderter Form, um bestimmten Bedürfnissen gerecht zu werden, wozu er durch den veränderten Zustand seines Wirts gezwungen wurde. Wenn die Bakterien sich in diesem Zustand befinden, sind sie zweifellos wertvolle therapeutische Mittel, wenn man sie potenziert. Die Wissenschaft gelangt zu der Erkenntnis, daß das Leben sich in einem Zustand der Harmonie befindet, und daß Krankheit eine Disharmonie darstellt oder einen Zustand, in dem ein Teil des Ganzen nicht im Einklang mit allem anderen schwingt.

Bei einer Differenzierung dieser Organismen ist es interessant zu erwähnen, daß Milchzucker verwendet wird. Laktose unterscheidet sich von den übrigen Zuckerarten darin, daß sie ein tierisches Produkt ist. Die anderen Zucker sind pflanzlich. Die neueste Forschung zeigt, daß ein Ferment, wenn es auf eine Substanz einwirken soll, in der Lage sein muß, in Übereinstimmung mit dem Atomgewicht der Substanz zu schwingen, das fermentiert werden soll. Dies bedeutet folglich, daß Organismen, die Laktose fermentieren können, in Einklang mit tierischen Substanzen schwingen können, während diejenigen, die dazu nicht in der Lage sind, in gleicher Weise nicht in Harmonie mit anderen Substanzen als pflanzlichen sein können. Wenn diese Theorie sich auf Dauer als stichhaltig erweist, wird sie uns in dem Verständnis fundamentaler Dinge ein beträchtliches Stück weiterbringen. Dies bedeutet, daß wir eine Methode zur Verfügung haben, mit der wir Organismen, die positiv auf den Menschen wirken, von denen differenzieren können, die ihm Schaden zufügen. Zu dem Zeitpunkt, wo sie schädlich sind, können wir diese Produkte potenzieren und sie als therapeutische Mittel bei der Heilung von Krankheit verwenden. In allen anderen Punkten sind die Nosoden natürlich identisch mit homöopathischen Mitteln, und ihre Herstellung stimmt genau mit den Gesetzen der Homöopathie überein.

Keiner, der die Darmvergiftung erforscht hat, kann übersehen, daß zwischen dieser und der fundamentalen Krankheit, die von Hahnemann als Psora beschrieben wurde, eine Ähnlichkeit besteht. Ich möchte heute nicht ins Detail gehen, weil ich weiß, daß Dr. Gordon aus Edinburgh Ihnen diese Ähnlichkeit zu einem späteren Zeitpunkt ausführlich erläutern wird, wenn er Ihnen die eindeutigen Beweise für die Natur der Darmvergiftung unterbreiten wird, die Hahnemann unter dem Namen Psora einordnete.

In diesem Zusammenhang gibt es einen interessanten Punkt, den ich an dieser Stelle erwähnen möchte, nämlich, daß Hahnemann ausdrücklich betont, daß es unmöglich ist, daß man mehr als eine Krankheit gleichzeitig haben kann. Darauf stoßen wir in Hinsicht auf die Beschäftigung mit der Darmflora. Es ist überraschend, daß man nur in den seltensten Fällen mehr als einen abnormalen Organismus in einem Menschen findet, eine weitere Bestätigung für die Theorie, daß die beiden Zustände identisch sind.

Trotz der Tatsache, daß nur ein Organismus zu einem bestimmten Zeitpunkt vorhanden ist, kann dieser sicherlich mit Hilfe eines Impfstoffs oder einer Nosode oder der Verordnung eines anderen Heilmittels verändert werden, was darauf hindeutet, daß der Organismus vom Gesundheitszustand des Patienten abhängig ist. Darüber hinaus variiert der Zustand des Organismus in Übereinstimmung mit dem Milieu, in dem er leben muß. Allgemein ausgedrückt, bei Menschen, die nicht mit homöopathischen Methoden behandelt wurden, bleibt der Organismus über längere Zeit hinweg konstanter.

Der nächste Punkt, der betont werden muß, ist das Maß, in dem die Allopathie augenblicklich homöopathische Methoden übernimmt. Doch dies hat nicht besonders viel mit der Methode zu tun, über die ich heute abend in bezug auf diese Nosoden gesprochen habe, die in verschiedenen Teilen der Welt von einer ziemlich großen Anzahl von Allopathen verwendet werden, von denen die meisten mehr oder weniger gut über die richtigen Prinzipien der Wiederholung Bescheid wissen, so daß sie wahrscheinlich keinen Schaden anrichten können. Es gibt eine weitere Schule, die sich unabhängig davon mit der oralen Verabreichung von Impfstoffen beschäftigt hat, und heute in großem Umfang niedrige Potenzen dieser Impfstoffe verwendet und sie oral verabreicht. Soweit es die Vertreter dieser Schulen betrifft, die heute in jedem Land der Welt zu finden sind, haben sie keine höheren Verdünnungen über die vierte Potenz hinaus verwendet. Während der vergangenen Jahre haben Besredka und andere einen enormen Beitrag geleistet, um die Wirksamkeit von oral verabreichten Impfstoffen zu beweisen, sowohl in der Prophylaxe als auch bei der Heilung von Krankheit. Eine große Anzahl von Experimenten hat gezeigt, daß Tiere gegen lebende Organismen immunisiert werden können, für die sie sehr anfällig sind, indem man ihnen oral einige Dosen des toten Impfstoffs derselben Bakterien verabreicht. Darüber hinaus haben Tests, die in den Truppen durchgeführt wurden, sehr positive Resultate erzielt, was die Macht derselben Präparate in Hinsicht auf den Schutz vor Typhus-, Ruhr- und anderen Infektionen im Alltag anbelangt, so daß der orale Impfstoff im Augenblick sowohl für die Prophylaxe als auch die Behandlung zu einem etablierten Faktor wird und sich die pharmazeutische Industrie nicht nur in diesem Land, sondern in größerem Umfang auf dem Kontinent für die Herstellung dieser Präparate in großen Mengen einsetzt. Die Mittel sind nicht potenziert im eigentlichen Sinne des Wortes, aber dank der Winzigkeit der Bakterien ist die darin enthaltene Gesamtmenge tatsächlich sehr gering und entspricht wahrscheinlich ungefähr der zweiten oder dritten Potenz eines homöopathischen Mittels. Daher kommen sie den in der Homöopathie verwendeten Potenzen sehr nahe. Diese Methode, die sich rasch verbreitet und immer mehr Anhänger gewinnt, stammt natürlich vollständig aus der allopathischen Schule und steht in keiner Verbindung zur Homöopathie. Sie hat sich ziemlich unabhängig aus den wissenschaftlichen Labors der alten Schule entwickelt. Auch hier wurde unbewußt Hahnemanns Werk wiederentdeckt, und eine Unmenge von Heilmitteln hergestellt, wenn auch nur in niedrigen Potenzen. Die alte Schule unternimmt den Versuch, eine vollständige ›materia medica‹ zu formulieren, basierend auf den unterschiedlichen Arten von Organismen, von denen es natürlich eine Vielzahl von verschiedenen Arten gibt.

Um Ihnen dies anhand eines Beispiels zu verdeutlichen, möchte ich aus dem vierteljährlich erscheinenden Bulletin einer unserer führenden pharmazeutischen Firmen zitieren:

»Der Impftherapeut behauptet, daß sich die Verabreichung von Impfstoffen durch eine subkutane Injektion bei einer Vielzahl von Fällen als ausgesprochen wirkungsvoll erweist. Man muß jedoch einräumen, daß es viele Fälle gibt, bei denen eine Kontraindikation zur Impftherapie besteht. Hierzu zählen Fälle von akutem Fieber und nervöse Patienten, die überempfindlich reagieren.«

»Es ist nicht allgemein bekannt, daß bei Staphylokokken- und Streptokokken-Infektionen oral verabreichte Impfstoffe, die in gleicher Weise wie normale Medikamente geschluckt werden, ebenso wirkungsvoll sind wie injizierte Impfstoffe, wenn sie nicht sogar noch wirkungsvoller sind. Häufige Arztbesuche, um sich den Impfstoff injizieren zu lassen, sind unnötig, da der Patient den Impfstoff oral problemlos zu Hause einnehmen kann, so wie es der Arzt verordnet hat. Bei der Behandlung von Geschwüren und Karbunkeln sind verblüffende Erfolge erzielt worden.«

Ein weiterer Aspekt, den jeder Homöopath erkennen muß, ist die Tatsache, der sich Hahnemann sehr bewußt war — nämlich die Unvollkommenheit der materia medica und die Tatsache, daß sie nicht alle vorhandenen Krankheiten abdecken kann. Darüber hinaus erkannte er, daß aufgrund der sich verändernden Umstände der

Zivilisation neue Krankheiten auftauchen könnten, was erfordern würde, daß neue Heilmittel gesucht werden. Auch hier erkannte dieser geniale Mann die Tatsache, daß man in der Natur unendlich viele Heilmittel finden kann, um allen möglicherweise auftauchenden Krankheiten entgegenwirken zu können. Die folgenden Zitate aus Hahnemanns Organon zeigen, daß er die Notwendigkeit erkannte, mehr als die bereits bekannten Heilmittel zu finden, und wieviel Arbeit von seinen Nachfolgern geleistet werden muß, um seine ursprünglichen Entdeckungen weiterzuentwickeln, um mit der Krankheit in ihren sich ständig verändernden Erscheinungsformen Schritt zu halten:

»Da die Zahl der Mittel, die in Hinsicht auf ihre positive Wirkung genau erprobt wurden, immer noch ziemlich gering ist, kann es bisweilen geschehen, daß man nur einen kleineren Teil der Symptome einer Krankheit im Symptomverzeichnis des geeignetsten Mittels finden kann. Infolgedessen muß diese unvollkommene Gegenkraft mangels einer vollkommenen verwendet werden.« (Absatz 133)

»Wenn das zuerst gewählte Mittel tatsächlich vollkommen der Krankheit entspricht, muß es die Krankheit heilen. Aber wenn das gewählte Mittel aufgrund der ungenügenden Menge völlig erprobter Mittel und der daraus resultierenden Einschränkung unserer Auswahl nicht exakt homöopathisch ist, werden neue Symptome auftauchen, die wiederum den Weg zum nächsten Mittel weisen werden, was sich wahrscheinlich als wirkungsvoll erweist.« (Absatz 184)

»Nur wenn uns eine beträchtliche Menge von Mitteln zur Verfügung stehen, deren positive Wirkung genau bekannt ist, können wir für jede der zahllosen natürlichen Krankheiten ein Heilmittel finden.«

»Wenn Tausende von genauen und unermüdlichen Beobachtern, anstatt wie bisher nur ein einziger, an der Entdeckung dieser ersten Elemente einer rationalen materia medica gearbeitet haben, wie sollte dies keine Auswirkung auf das schier grenzenlose Reich der Krankheit haben! Dann wird die Kunst der Medizin nicht länger als eine Kunst der Mutmaßungen, der jegliches Fundament fehlt, verspottet werden!« (Absatz 122)

Hahnemanns Erkenntnis der vielfältigen Erscheinungsformen von Krankheit wird in folgendem Ausspruch deutlich:

»Jede Epidemie oder sporadisch auftretende kollektive Krankheit muß als namenlose, individuelle Störung betrachtet und behandelt werden, die in dieser Form, bei diesen Menschen und unter diesen Umständen noch nie zuvor aufgetaucht ist, und sie kann auf der ganzen Welt niemals wieder in genau derselben Erscheinungsform auftauchen.« (Absatz 60)

»Jede epidemische Erkrankung auf der Welt unterscheidet sich von jeder anderen, mit Ausnahme der wenigen Epidemien, die durch einen konkreten, unveränderlichen Ansteckungsstoff verursacht werden. Darüber hinaus unterscheidet sich sogar jeder einzelne Fall von epidemischer oder sporadischer Erkrankung von der anderen, mit Ausnahme derjenigen, die zu der kollektiven Krankheit gehören, die ich an anderer Stelle erwähnt habe. Deshalb wird der vernünftige Arzt jeden Krankheitsfall, der in seine Behandlung kommt, entsprechend seinen individuellen Charaktermerkmalen beurteilen. Wenn er die individuellen Charakterzüge seines Patienten ergründet und alle Hinweise und Symptome festgestellt hat (denn sie existieren, um erkannt zu werden), wird er ihn entsprechend seiner Individualität behandeln (d. h. entsprechend der bestimmten Symptomgruppe, die die Krankheit zeigt), und zwar mit einem entsprechenden individuellen Mittel.« (Absatz 48)

Der letzte Punkt, den ich betonen möchte, ist die Tatsache, daß Hahnemann auch eine unerschöpfliche Menge von Heilmitteln voraussah, wenn nur genügend Anstrengungen unternommen würden, diese Mittel zu finden. Um ihn noch einmal zu zitieren:

»Andererseits können die Kräfte, die Krankheit hervorrufen und gewöhnlich als ›Medikamente‹ oder ›Heilmittel‹ bezeichnet werden, viel nutzbringender zu Heilzwecken verwendet werden und mit einer größeren Sicherheit und fast unbegrenzten Auswahlmöglichkeiten. Wir können die Heftigkeit und Dauer der Gegenkrankheit, die wir mit dem Mittel hervorrufen, beeinflussen (wobei die Gegenkrankheit die natürliche Krankheit besiegen soll, die zu behandeln wir aufgefordert sind), weil wir die Dosierung des Mittels bestimmen können. Da jedes Mittel sich von jedem anderen unterscheidet und ein breites Wirkungsspektrum besitzt, stehen uns in der

Vielfalt der Mittel unendlich viele künstliche Krankheiten zur Verfügung, die wir mit der gezielten Auswahl des Mittels dem natürlichen Verlauf der Krankheiten und Beschwerden der Menschen entgegensetzen können, wodurch wir die natürlichen Störungen mit Hilfe von sehr ähnlichen Krankheiten, die wir künstlich hervorrufen, schnell und sicher beseitigen können.« (Absatz 37)

Es besteht kein Zweifel daran, daß diese Nosoden in der zukünftigen Behandlung von Krankheit eine große Rolle spielen werden, und wenn sie im wesentlichen homöopathisch sind, sollten sie aus zwei Gründen über homöopathische Kanäle in die Welt gelangen: Erstens, jede Erweiterung von Hahnemanns Werk sollte in die Homöopathie aufgenommen werden, so wie sie von ihm begründet wurde, aus einem natürlichen Respekt für sein Genie; zweitens, noch wichtiger ist, daß diese Nosoden nur dann wirklich erfolgreich sein können, wenn man sie mit einer anderen homöopathischen Behandlung kombiniert. Man darf nicht vergessen, daß diese Nosoden wahrscheinlich nur einen Teil der Krankheit repräsentieren, die Hahnemann unter dem Namen Psora zusammenfaßte, und daß ihre Wirkung deshalb nur begrenzt und auf eine bestimmte Phase in der Behandlung beschränkt ist, und deshalb darf man unter keinen Umständen erwarten, daß sie das gesamte Krankheitsbild abdecken. Der erfolgreiche Arzt muß deshalb alle anderen Heilmittel zur Verfügung haben, die im Augenblick in der Pharmakopöe verzeichnet sind oder in Zukunft darin aufgenommen werden, so daß er das gesamte Krankheitsbild behandeln kann und, obwohl die Allopathie absolut bereit ist, die Nosoden oder oralen Impfstoffe verschiedener Formen von Bakterien — wie sie in der Allopathie genannt werden — zu akzeptieren, begrenzt sie die neue Pharmakopöe auf diese Heilmittel und kann deshalb keinen Nutzen aus der jahrhundertelangen Erfahrung ziehen, welche die Homöopathie mit den verschiedenen Heilpflanzen und natürlichen Heilmitteln hat.

Diese Nosoden können als wichtige Reinigungskräfte betrachtet werden, die den Zustand eines Patienten verbessern und in bestimmten Fällen eine völlige Heilung bewirken, bei anderen den Gesamtzustand des Patienten, der vorher keine Reaktion zeigte, so verbessern, daß er nun viel besser auf andere Heilmittel anspricht. Auch hier ist es von entscheidender Wichtigkeit für diese Behandlung, die Wiederholung der Gabe gründlich abzuwägen entsprechend der Reaktion des Patienten, ein Gesetz, mit dem alle Homöopathen vertraut sind, an das sich Allopathen jedoch nur sehr schwer gewöhnen können.

Wenn diese Nosoden durch die Allopathen eingeführt werden, sind ihre Erfolgsaussichten im Vergleich zu denen, die sie mit Hilfe der Homöopathen hätten, allerdings sehr gering, und zwar wegen dieser beiden Punkte — nämlich dem Mangel einer vollständigen materia medica und dem gegenwärtig vergleichsweise unbekannten Gesetz der richtigen Wiederholung der Verabreichung des Mittels.

Die praktischen Resultate dieser Mittel waren so erfolgreich, daß sie in England bereits von mehr Allopathen als Homöopathen verwendet wurden. Einige von ihnen sind von den normalen Spritzen und der alten subkutanen Injektionsmethode der Nosode völlig abgekommen. Man kann eine konkrete Gefahr erkennen, wenn sich diese Praxis zu weit verbreitet, ohne von einer Kontrollinstanz überwacht zu werden, da sie nur von Personen angewendet werden sollte, die eine medizinische Ausbildung haben. Die Existenz der Homöopathie in diesem Land hängt in gewissem Maße von ihrer Fähigkeit ab, Fälle zu heilen, bei denen die Allopathie versagt hat. Der Allopath, der im Besitz dieser Mittel ist und sie richtig anwendet, kann beträchtlich höhere Heilerfolge erzielen als früher, und Sie können sicher sein, daß die Allopathie behaupten wird, daß die Nosoden ganz allein ihre Entdeckung sind, wenn sie diese Methode übernimmt und die richtigen Intervalle zwischen den Verabreichungen anerkennt. Mit Dr. Paterson aus Glasgow haben wir heute unseren eigenen Pathologen, der mit diesen Nosoden arbeitet, sie herstellt und sich der weiteren Erforschung dieser Methode widmet, so daß die Weiterentwicklung der Nosoden in Ihren eigenen Reihen geschieht.

Zum Schluß möchte ich Sie an einige Absätze aus einem Vortrag erinnern, den ich im April 1920 gehalten habe, die folgendermaßen lauten:

»Inzwischen sollten wir erkannt haben, daß die Wissenschaft in völlig anderer Weise die Prinzipien der Homöopathie bestätigt. Hahnemann gebührt alle Ehre, der

Wissenschaft mehr als ein Jahrhundert vorausgewesen zu sein.«

»Die heutige Einstellung der Mediziner berücksichtigt im allgemeinen die Homöopathie. Aber wenn erst einmal allgemein erkannt und anerkannt wird, wie es in Kürze sicherlich geschehen wird, nämlich daß die moderne Forschung von seiten der Allopathen die Gesetze Hahnemanns sehr schnell beweisen wird und in seine Richtung führt, wird die Homöopathie als die wundervolle Wissenschaft anerkannt werden, die sie ist.«

»Mögen alle Mitglieder Ihrer Gesellschaft stolz darauf sein, zu den Pionieren zu gehören. Mögen Sie keinen Millimeter von den fundamentalen Gesetzen Ihres großen Vorgängers abweichen. Denn die Wissenschaft beweist seine Lehre bis ins Detail — das ähnliche Mittel, die einzige Gabe und die Gefahr der vorschnellen wiederholten Verabreichung des Mittels.«

»Zwischen der alten und der neuen Homöopathie wird ein Kampf entstehen. Wir sollten dafür sorgen, daß die alte Homöopathie den gebührenden Respekt erhält, daß sie auf einem hohen Niveau gehalten wird und, ihren Lehren treu bleibend, nicht zulassen, daß sie von der Flut der Wissenschaft hinweggeschwemmt wird, die Hahnemann auf dem Fuße folgt.«

Ich wünschte, wir könnten Ihnen sieben Heilpflanzen statt sieben Gruppen von Bakterien vorstellen, weil bei vielen immer eine gewisse Zurückhaltung zu bestehen scheint, in der Behandlung von Krankheiten ein Mittel zu verwenden, das mit Krankheit verbunden ist. Möglicherweise ist dies eine engstirnige Einstellung und in diesem Jahrhundert neigen wir zu stark dazu, die Medizin absolut rein halten zu wollen und sind deshalb ein wenig ins andere Extrem gefallen, vielleicht als Reaktion auf die Praktiken des Mittelalters und die moderne Vivisektion. Darüber hinaus könnte es sein, daß die Organismen, die wir verwenden, für die Menschheit nützlich und nicht schädlich sind.

Wir unternehmen jede erdenkliche Anstrengung, die bakterielle Nosode durch Pflanzen zu ersetzen und haben tatsächlich einige Pflanzen gefunden, die ihnen fast genau entsprechen. Ornitogalum beispielsweise ist in seinen Schwingungen fast identisch mit der Morgan-Gruppe, und wir haben ein Seegras entdeckt, das fast alle Eigenschaften des Ruhr-Bazillus besitzt, aber eine Sache fehlt immer noch, die uns daran hindert, von den bakteriellen Nosoden abzugehen. Dieser entscheidende Punkt ist die Polarität. Die Heilmittel aus der Natur besitzen eine positive Polarität, wenn man sie potenziert, wogegen diejenigen, die mit Krankheit verbunden sind, umgekehrt gepolt sind, und gleichzeitig scheint es, daß es diese entgegengesetzte Polarität ist, die für die Erfolge, die man mit bakteriellen Nosoden erzielt, von wesentlicher Bedeutung sind. Vielleicht wird irgendwann in der Zukunft eine neue Form der Potenzierung entdeckt, die ermöglicht, die Polarität der einfachen natürlichen Elemente und Pflanzen umzukehren, aber bis dahin haben wir keine Alternative.

Die positive Wirkung dieser Nosoden wird heute international anerkannt, und die täglichen Erfolge, die im

Kampf gegen Krankheit erzielt werden, sind überwältigend, so daß es nicht den Anschein hat, daß der Nutzen dieser Nosoden der Menschheit vorenthalten werden sollte, bis wir eine andere Methode gefunden haben, die Psora von Hahnemann mit einem Mittel zu besiegen, das der ästhetischen Mentalität selbst des Anspruchsvollsten gerecht wird. Unendlich viel wichtiger ist, daß diese Methode als eine Fortführung des Werkes von Hahnemann anerkannt werden sollte, und, obwohl sie nicht vollkommen ist, sollten wir bedenken, daß sie uns den Weg zu weiteren Entdeckungen ebnet. Die Weiterentwicklung dieser Methode sollte beobachtet und von der homöopathischen Schule unterstützt werden, und sie darf nicht in die falschen Hände von Menschen gelangen, welche die fundamentalen Prinzipien nicht verstehen, auf denen sie basiert.

5

Die Problematik
chronischer Krankheit

(Vortrag auf dem
internationalen homöopathischen Kongreß 1927)

Bereits in den frühesten Überlieferungen der Geschichte
der Medizin finden wir den Beweis, daß das, was wir
heute als Darmvergiftung kennen, bewußt oder unbewußt erkannt wurde, wovon die Heilmittel und Medikamente Zeugnis ablegen, die von den frühesten Ärzten
verwendet wurden, von denen viele eine abführende
und leberstimulierende Wirkung hatten und daher eine
Darmreinigung bewirkten. In den Jahrhunderten, in
denen die medizinische Wissenschaft betrieben wurde,
wurden die verschiedensten Methoden aus ähnlichen
Gründen erprobt, und sogar heute basiert ein Großteil
der modernen Behandlung mit speziellen Diäten und
Medikamenten und sogar der Chirurgie auf ähnlichen
Vorstellungen.

Der Verdauungskanal muß zwangsläufig von größter
Wichtigkeit sein. Seine Oberfläche ist größer als die

Hautoberfläche unseres Körpers. Darüber hinaus ist er in der Lage, Flüssigkeiten zu absorbieren − eine Fähigkeit, die unsere Hautoberfläche nicht in demselben Maß besitzt. Sie können in Zyankali baden, ohne davon krank zu werden. Die geringste Menge Zyankali im Magen könnte jedoch tödlich sein. Sie können sich mit Wasser waschen, das mit Typhus-, Diphterie- oder anderen Bakterien verseucht ist, ohne Schaden zu nehmen, aber wenn eine mikroskopisch kleine Menge von diesen Erregern in den Mund gelangt, kann dies sehr ernste oder sogar tödliche Folgen haben.

Der Inhalt des Verdauungstrakts ist das Milieu, in dem wir leben und aus dem wir unsere Flüssigkeit und unsere Nahrung beziehen. Dies ist dem Wasser ähnlich, in dem die einzellige Amöbe lebt. Es ist von wesentlicher Bedeutung, daß es rein ist und die lebensnotwendigen Stoffe enthält, und darüber hinaus darf es keine Substanzen enthalten, die dem Körper Schaden zufügen können, wenn sie absorbiert werden, und gegen die es keinen Schutzmechanismus gibt.

Sicherlich ist es eines der Wunder der Natur, daß sie in der Lage ist, mit den vielfältigsten Darminhalten fertig zu werden, was daraus ersichtlich wird, daß sich die Anpassungsfähigkeit der verschiedenen Rassen bewiesen hat. Denken Sie einmal an die unterschiedlichen Ernährungsweisen in verschiedenen Ländern. Denken Sie an die völlig unterschiedliche Zusammensetzung des Darminhalts, die daraus folgt. Und doch überleben die einzelnen Rassen. Bis jetzt ist die Strafe für falsche Ernährung nicht der Tod, sondern nur Krankheit; nicht das Aussterben der Menschheit, sondern nur ihre Degeneration.

Höchstwahrscheinlich sollte die menschliche Rasse ursprünglich von Rohkost leben, den Früchten und Nahrungsmitteln der Tropen, und der menschliche Verdauungskanal entwickelte sich so, daß er eine solche Nahrung verarbeiten kann. Doch die Abkömmlinge dieser Rasse sind in kältere Klimazonen ausgewandert, und viele Nationen leben fast ausschließlich von gekochter Nahrung, was den Darminhalt völlig verändert – und doch überlebt die Rasse. Aber die Menschheit entkommt ihrer Strafe nicht ganz. Zwar lebt sie, aber sie leidet. Sie leidet an Hunderten von Krankheiten, einem geschwächten Gesundheitszustand und dem Verlust der körperlichen Vitalität.

Es ist sehr unwahrscheinlich, daß der Mensch irgendwann einmal, wenn überhaupt, in einen Urzustand zurückkehren wird, und selbst wenn dies letztendlich passiert, betrifft es uns nicht. Wir interessieren uns für die Abermillionen Menschen unseres Jahrhunderts und der nahen Zukunft, die so leben wollen, wie wir es heute tun, und doch laut nach Gesundheit schreien und von ihrem Leiden erlöst werden wollen. Wir müssen den gegenwärtigen Bedürfnissen gerecht werden, anstatt die Hände in den Schoß zu legen und auf eine ideale Zukunft zu warten.

Wenn eine Rasse von unnatürlicher Nahrung lebt, verändert sich der Darminhalt chemisch, physikalisch und bakteriologisch. All diese Faktoren spielen eine Rolle, aber bei den Menschen, mit denen wir zu tun haben, ist die bakteriologische Veränderung am ausschlaggebendsten.

Indem wir Früchte, Salat und andere rohe Nahrungsmittel in unseren Speiseplan aufnehmen, können die chemischen und physikalischen Faktoren durch eine Ernährung, die nicht allzustark von der Nahrung der Zivilisation abweicht, ziemlich normal gehalten werden. Auf diese Weise kann die extreme Abweichung von dem normalen chemischen und physikalischen Zustand sogar innerhalb der Grenzen von Ernährungsweisen verhindert werden, die nicht unvereinbar mit den modernen Möglichkeiten von Privathaushalten und öffentlichen Restaurants sind. Ich bin der Meinung, daß es möglich ist, täglich in Restaurants zu essen und sich die Speisen auszusuchen, die den Darm in vernünftiger Weise reinhalten, ohne daß wir diese Speisen von unserer Einstellung her ablehnen oder sie als besonders außergewöhnlich betrachten. Aber obwohl dies möglich ist, folgt daraus nicht zwangsläufig, daß eine solche Ernährungsweise vollkommen ausreichen würde, um Krankheit zu heilen.

In wenigen Fällen kann dies zwar der Fall sein, aber bei chronischen oder akuten Infektionen widersetzt sich das bakterielle Element der Verbesserung des Darminhalts auf jeden Fall lange Zeit, weshalb andere Methoden angewandt werden müssen, um den Genesungsprozeß zu beschleunigen. Daher ist die bakterielle Infektion im Gegensatz zu einem unnormalen chemischen und physischen Zustand des Darms von größerer Bedeutung, weil sie viel schwieriger zu behandeln ist.

Ist Ihnen schon jemals klar geworden, welcher Unterschied zwischen dem Inhalt des Dickdarms eines Menschen, der sich von Rohkost ernährt, und einem anderen, der sich von gekochter Nahrung ernährt, besteht?

In letzterem Fall, dem wir bei zivilisierten Menschen begegnen, hat der Darminhalt einen fauligen Geruch, eine dunkle Farbe, und ist alkalisch. Er enthält viele Produkte der Fäulnis und der bakterielle Darminhalt setzt sich aus Bacilli coli, Streptokokken und Sporen-Organismen zusammen. Vergleichen Sie dies mit einem gesunden Menschen, der sich von Rohkost ernährt.

Der Inhalt des Dickdarms ist geruchlos und sauer. Er ist frei von Fäulnisprodukten und der bakterielle Inhalt des Darms setzt sich aus Milchsäurebakterien und einigen Bacilli coli zusammen.

Für jeden, der mit dieser Tatsache vertraut ist, ist dies allein schon ein Grund, um ernsthaft darüber nachzudenken.

In vielen Fällen kann eine Heilung bewirkt werden, ohne eine sogar unnatürliche Ernährung umzustellen, wo keine noch so gute Ernährung einen deutlichen Erfolg zeigt, obwohl ich nicht leugne, daß die Kombination bessere und dauerhaftere Resultate erzielen würde.

In Hinsicht auf eine gesunde Ernährung ist es von wesentlicher Bedeutung, daß man, während man den Bedürfnissen des Körpers gerecht wird, dafür sorgt, daß die Reaktion des Dickdarms leicht sauer bleibt — anstatt alkalisch, was in der westlichen Zivilisation viel üblicher ist. Die Säure hängt mit dem Wachstum des Milchsäurebazillus zusammen, und dieser Organismus braucht wiederum Kohlenhydrate, um sich vermehren zu können. Normale Stärke wird in Zucker umgewandelt, lange bevor sie in den Dickdarm gelangt, aber ungekochter Hafer oder noch besser gemahlene Nüsse eignen sich hervorragend, um den Körper mit einer Stärke zu versorgen, die im oberen Teil des Darms zum großen Teil nicht in Zucker umgewandelt wird.

Ich glaube nicht, daß bereits bewiesen ist, die Bakteriengruppe, von der dieser Vortrag handelt, sei die Ursache von Krankheit. Aber ich behaupte, daß diese Bakterien, von denen ich hier spreche, bei allen Patienten vorkommen, mit chronischer Krankheit verbunden sind, und wir durch die Verwendung von Heilmitteln, die aus diesen Bakterien gewonnen werden, eine höchst wirkungsvolle Waffe im Kampf gegen chronische Krankheit aller Art besitzen.

Ich möchte mich nun der Betrachtung dieser Organismen zuwenden, die ein Anzeichen für eine potentielle, wenn noch nicht vorhandene Krankheit sind, wann immer man sie findet, und sie kommen bei der großen Mehrheit unserer Mitmenschen vor. Nun können wir fragen, warum die Krankheit nicht immer nachweisbar ist, wenn diese Bakterien so schädlich sind? Die Antwort lautet, weil ihre Virulenz nicht sofort eintritt, und Menschen, die zunächst bei guter Gesundheit sind, jahrelang diesen Giftstoffen ausgesetzt sein können, ohne offensichtliches Unwohlsein zu verspüren. Aber mit zunehmendem Alter und unter dem ständigen körperlichen Streß, diese Organismen abzuwehren, oder anderen Umständen, die zum Krankheitsausbruch führen, machen sich die schädlichen Auswirkungen bemerkbar, und augenblicklich wird die körperliche Abwehr gegen diese Erreger schwächer und die Krankheit wird offensichtlich. Der Grund dafür ist, daß ein Zusammenbruch der Abwehr normalerweise nicht vor dem mittleren Alter eintritt, wenn die nächste Generation heranwächst, und der Widerstand gegen diese Organismen ist keine sehr aktive Kraft, denn oftmals stellt sich heraus, daß die Natur, wenn sie ansonsten auch sehr sorgfältig ist, oft sorglos mit einem einzelnen Leben umgeht. In ähnlicher Weise führte die lange Inkubationszeit der Tuberkulose zu dem Glauben, an dem man viele Jahre lang festhielt, sie sei nicht ansteckend.

Die Erreger, von denen ich spreche, sind Bakterien von der gramnegativen Gruppe der Coli-Typhus-Bakterien. Das Wichtige daran ist, daß sie nicht in der Lage sind, Milchsäure zu fermentieren − was sie vom Bacillus coli unterscheidet.

Sie sind im gewöhnlichen Sinne nicht pathogen, wie die Typhus-, Ruhr- oder Paratyphus-Erreger, und in der Vergangenheit wurden sie meistens als unwichtig betrachtet. Sie sind nicht identisch, aber eng verwandt mit diesen Organismen und gehören dieser Gruppe an.

Ihre Zahl ist wahrscheinlich ungeheuer groß, möglicherweise unendlich. Es ist möglich, Hunderte dieser Erreger zu untersuchen, ohne zwei identische Arten zu finden.

Wir können sie jedoch in Gruppen einordnen, selbst wenn dies eine relativ grobe Klassifizierung ist, denn jede Gruppe enthält eine unendliche Vielzahl von Abarten, die sich in einem winzigen Detail voneinander unterscheiden.

Zu diesem Zweck wurden diese nicht Milchsäure fermentierenden Bakterien in eine der folgenden sechs Gruppen eingeordnet:

Dysenterie
Gaertner
Faecalis alkaligenes
Morgan
Proteus
Coli mutabile

Sie sind entsprechend ihrer Fähigkeit gruppiert, bestimmte Zuckersorten zu fermentieren, wobei man nur wenige Zuckersorten verwendete, um die Anzahl der Gruppen so gering wie möglich zu halten. Wenn ein autogener Impfstoff verwendet wird, ist die genaue Definition des Organismus für die Behandlung unbedeutend, und das Polivalent erstreckt sich über ein breites Spektrum und enthält viele Vertreter aus jeder Untergruppe. Dies also sind die Bakterien, die zum größten Teil als harmlos betrachtet werden, die aber in Wirklichkeit Anzeichen für und, wenn man sie richtig anwendet, ein Heilmittel bei chronischer Krankheit sind.

Der klinische Beweis für die Heilkraft ist zu überzeugend, um Zweifel zuzulassen, worauf ich sofort zurückkommen werden, aber in den Labors häufen sich die Beweise nichtklinischer Art, die eine Verbindung zwischen diesen Organismen und Krankheit bestätigen.

Durch tägliche Stuhluntersuchungen eines Patienten ist es möglich, indem man den Prozentsatz der vorhandenen Organismen in Form einer Tabelle aufzeichnet, den Zusammenhang zwischen dem Gesundheitszustand des Patienten und der Menge der gefundenen Bakterien festzustellen.

Mit dem Prozentsatz meine ich das Verhältnis zwischen den abnormalen nicht Laktose fermentierenden Organismen und der Zahl der vorhandenen Bacilli coli. Allgemein gesprochen wird es als normal betrachtet, daß nur Coli-Bakterien vorhanden sind, aber diese abnormalen Bakterien können in jeder Menge von 1 bis 100 Prozent in den Gesamtkolonien gefunden werden.

Aus der Veränderung der Menge dieser Erreger während der Behandlung kann man bis zu einem gewissen Maß feststellen, wie gut der Patient wahrscheinlich darauf reagiert.

Dabei ist eine Faustregel, daß die gefundenen Organismen bei jedem Patienten ihre Art nicht verändern. Das heißt, Gaertner scheint sich nicht in den Morgan-Erreger oder einen Proteus-Erreger zu verändern.

Wenn der Stuhl eines Patienten täglich untersucht wird und der Prozentsatz der abnormalen Bakterien aufgezeichnet wird, wird man feststellen, daß diese nicht gleichmäßig vorhanden sind, sondern zyklisch auftauchen. Vielleicht kommen sie zu einem Zeitpunkt nicht vor und tauchen dann plötzlich auf und vermehren sich rasch, wonach sie wieder abnehmen, bis sie wieder ganz verschwunden sind. Die Intervalle, in denen keine Erreger vorkommen, die Dauer der positiven Phase ihres

Vorhandenseins, der höchste Prozentsatz, den sie erreichen, variieren bei den verschiedenen Patienten, aber der klinische Zustand des Patienten steht in einem gewissen Zusammenhang mit der Kurve der vorhandenen Organismen.

Diese Beziehung ist jedoch noch nicht genügend erforscht worden, um konkrete Aussagen machen zu können, da mehr als eine Art von Kurve existiert. Aber ich kann Ihnen versichern, daß ein konkreter Zusammenhang zwischen dem Gesundheitszustand und dem Prozentsatz der Bakterien besteht, und als ein Beispiel hierfür taucht das verblüffendste Ergebnis nach einer Impftherapie dann auf, wenn auf eine kurze negative Phase eine höhere und längere positive Phase folgt, als bei dem Patienten normalerweise der Fall ist. Allgemein gesagt, in den Fällen, bei denen nur eine geringfügige oder keine Veränderung vom Normalzustand stattfindet, tritt keine so positive Reaktion auf.

Auf diesem Gebiet ist immer noch viel zu tun und die weitere Forschung wird zu einem ergiebigen Resultat führen.

Es ist außergewöhnlich, wie schnell sich der bakterielle Inhalt des Darms verändern kann. Nachdem die Ergebnisse der Stuhluntersuchung vielleicht wochenlang negativ waren, können diese abnormalen Bazillen innerhalb von 36 Stunden auf 100 Prozent ansteigen.

Wie dies geschieht, wissen wir immer noch nicht. Ob diese Organismen die normalen Coli-Bakterien abtöten, ob die Coli-Bakterien mutieren, oder ob es der veränderte Darminhalt des Patienten ist, der diese Veränderung hervorruft, muß noch gründlich erforscht werden, und wenn das Problem gelöst ist, werden wir einen großen Fortschritt in Hinsicht auf unser Verständnis der Ursache von Krankheit gemacht haben.

Aber wie auch immer die Erklärung lautet, ist bereits erwiesen, daß die Menge dieser Bakterien im Darm des Patienten in einem direkten Zusammenhang mit seinem Gesundheitszustand in unterschiedlichen Phasen vom medizinischen Standpunkt aus steht.

Ein weiteres seltsames Merkmal ist die Stabilität eines bestimmten Bazillus im Darm eines bestimmten Patienten, was ich bereits erwähnt habe. Über einige Jahre hinweg, egal wie oft der Patient untersucht wurde und wie sein Gesundheitszustand ist, findet man durchweg diesen Bakterientyp. Darüber hinaus kommt es nur selten vor, daß man bei demselben Patienten mehr als eine Bakterienart findet, obwohl dies bei einem geringeren Prozentsatz geschehen kann.

Es gibt bestimmte Symptome, die bei einem Bakterientyp häufiger auftauchen als bei einem anderen, und es ist nicht unwahrscheinlich, daß man, wenn man weitere Forschungen anstellt, herausfinden wird, daß eine enge Beziehung zwischen bestimmten Krankheitssymptomen und konkreten Arten dieser Organismen besteht.

Ob diese Organismen nun die Ursache oder die Folge sind, sie sind mit chronischer Krankheit verbunden, und wir können aus dem Impfstoff, der aus ihnen gewonnen wird, großen Nutzen ziehen. Dies ist in den letzten zwölf Jahren sicherlich stichhaltig bewiesen worden.

An früherer Stelle habe ich auf die Tatsache hingewiesen, daß der medizinische Beweis für die Bedeutung dieser Behandlungsmethode ausreicht, um keinen Zweifel mehr offenzulassen. Diese Aussage muß näher erläutert werden.

Abertausende von Patienten sind von einer beträchtlichen Anzahl von Ärzten mit dieser Methode behandelt worden und zwar sowohl mit subkutanen Injektionen als auch mit potenzierten Mitteln. Bei 80 Prozent der Patienten trat eine Besserung ein (wobei diese Zahl noch niedrig angesetzt ist), bei einigen trat eine geringfügige Besserung ein, bei der großen Mehrheit stellte man eine konkrete Linderung fest, eine Fülle ausgezeichneter Ergebnisse und ungefähr 10 Prozent grenzen praktisch an ein Wunder.

Ich stelle diese Behauptung nicht auf, ohne jahrelange Erfahrung und Forschung und die Beobachtung von Tausenden von Patienten. Nicht ohne die Kooperation, die Beobachtung und Erfahrung von Ärzten überall in Großbritannien, die diesen Beweis bestätigen werden.

Die Patienten können mit Impfstoffen dieser Organismen behandelt werden, die subkutan gespritzt werden, wie dies seit vielen Jahren praktiziert wird. Dies beschäftigt uns heute nicht, aber ich möchte auf das Buch ›Chronic Disease‹ verweisen, dem Sie weitere Details entnehmen können.

An dieser Stelle möchte ich betonen, daß mit den potenzierten Mitteln toter Organismen gute – und ich und auch andere glauben, bessere Resultate erzielt werden können.

Diese Mittel sind seit ungefähr sieben Jahren in Gebrauch und werden seit drei Jahren von Homöopathen ebenso wie von Allopathen häufig verwendet. Es gibt Allopathen, die völlig von der Spritze abgekommen sind.

Diese Potenzen gibt es in zweierlei Arten, autogen und polivalent. Ich möchte diesen Punkt genauer erläutern. Ein autogenes Mittel bedeutet, daß der Bazillus cines bestimmten Patienten potenziert und der Patient mit diesem Mittel behandelt wird.

Ein polivalentes Mittel bedeutet, daß man Organismen aus Hunderten von Patienten entnimmt, sie mischt und das Ganze potenziert. Diese Herstellungsmethode habe ich Ihnen bereits bei früheren Gelegenheiten unterbreitet, als eine Nosode, die es wert ist, daß man sich näher mit ihr beschäftigt.

Das autogene Mittel wird nur bei dem Patienten verwendet, aus dessen Bakterien es gewonnen wurde, oder möglicherweise bei einem Patienten, der an einer identischen Infektion leidet. Das Polivalent andererseits wird mit dem Ziel hergestellt, möglichst viele Patienten zu behandeln.

Um den relativen Nutzen dieser beiden Mittel abzuschätzen, brauchen wir noch mehr Erfahrung, bevor wir konkrete Schlüsse ziehen können, aber dies ist an dieser Stelle nicht besonders wichtig, denn sogar wenn das autogene Mittel einen höheren Prozentsatz guter Resultate zeigt, ist das polivalente Mittel so erfolgreich, daß es als zusätzliche Nosode in der Homöopathie in Betracht gezogen werden muß, und die Resultate werden bei jedem, der sich damit beschäftigt, zufriedenstellend sein (dies kann ich zuversichtlich sagen), und falls das Mittel jemals nicht erfolgreich sein sollte, wäre dies wahrscheinlich zumindest ein Anreiz, es mit dem autogenen Mittel zu versuchen. Daher werden wir aus diesem Vergleich genügend Erfahrung sammeln, um Schlußfolgerungen ziehen zu können.

Gegenwärtig wird dies erforscht, aber es wird noch einige Zeit dauern, bevor man eine konkrete Aussage machen kann. Es besteht die Hoffnung, daß es mit Hilfe der unterschiedlichen Tests möglich sein wird sicherzustellen, ob das polivalente oder autogene Mittel oder sogar eine Mischung aus zwei oder drei Bakteriengruppen die beste Form der Verabreichung beim jeweiligen Patienten sein wird.

Es ist notwendig, daß ich Ihre Aufmerksamkeit, damit dieser Vortrag vollständig ist, auf die genauen Details der Herstellung der Mittel lenke, so daß jeder kompetente Bakteriologe diese Potenzen herstellen kann.

Nach 16 Stunden Inkubationszeit entnimmt man Stuhlproben. Nach dieser Inkubationszeit vermehren sich die Organismen als rote oder weiße Kolonien. Wenn sie Milchsäure durch Säureproduktion fermentieren, reagiert die Säure auf das neutrale Rot in dem Medium, woraus eine rote Kolonie entsteht. Wenn Milchsäure nicht fermentiert wird, wird keine Säure produziert, es findet keine Reaktion in dem neutralen Rot statt und die Kolonien werden weiß. Daher sind nach der Inkubationszeit nur die weißen Kolonien von Interesse.

Aus den weißen Kolonien züchtet man Kulturen, wobei man die farbigen entfernt, und nach 15 Stunden Inkubationszeit sind die Zuckerreaktionen eingetreten, anhand derer man die Organismen einordnen kann. Eine Kultur wird mit zwei Kubikzentimeter destilliertem Wasser aufgefüllt, versiegelt und 30 Minuten lang auf 60°C erhitzt, so daß die Bakterien abgetötet werden. Die Flüssigkeit wird mit Milchzucker vermischt und zwar in einem Verhältnis von 1:9 Gramm oder 1:99 Gramm Milchzucker. Dies ergibt die erste Dezimal- oder Zentesimalpotenz, je nachdem, wieviel Milchzucker man verwendet.

Weitere Potenzen werden durch die Vermischung im Verhältnis von 1:6 oder 1:12 hergestellt, indem man einen Teil der Ursubstanz mit 6 oder 12 Teilen des Verdünnungsstoffes vermischt.

Besondere Sorgfalt ist bei der Sterilisation der Geräte erforderlich, die man 15 Minuten lang einer trockenen Hitze von mindestens 140°C aussetzen sollte, was wahrscheinlich wirkungsvoller ist als Dampf oder feuchte Hitze.

Die polivalente Nosode stellt man her, indem man Kulturen aus Hunderten von Patienten vermischt, sie in eine sterile Flasche füllt, und daraufhin den gesamten Arbeitsgang der Potenzierung wiederholt, wie eben beschrieben.

Meines Wissens widerspricht diese Nosode in keiner Weise den Gesetzen Hahnemanns. Als Heilmittel halte ich sie für umfassender als jedes andere bekannte Arzneimittel.

Diese Nosode ist ein Bindeglied zwischen der Allopathie und der Homöopathie. Es wurde von einem Vertreter der Allopathie entdeckt und es stellte sich heraus, daß es sich mit den homöopathischen Prinzipien vereinbaren läßt.

Ich stelle Ihnen diese Nosode als ein Heilmittel vor, das sich lohnt, in Ihre Pharmakopöe aufgenommen zu werden. Es ist besonders als grundlegendes Heilmittel in Fällen nützlich, die auf normale Arzneimittel nicht ansprechen, oder bei denen kein Heilmittel besonders angezeigt ist, obwohl es nicht auf diese Fälle beschränkt werden muß.

Hinsichtlich dieser Mittel ist allerdings noch viel zu tun. Im Augenblick werden Experimente durchgeführt, um herauszufinden, ob diese Organismen die Ursache oder die Wirkung des Gesundheitszustands des Patienten sind.

Die Nosode, die ich Ihnen heute vorstelle, wird sowohl in Amerika als auch in Deutschland erprobt, und in Deutschland wird sie von einer beträchtlich größeren Anzahl von Allopathen als Homöopathen verwendet. Einige Allopathen, die jahrelang gute Erfolge mit der subkutanen Injektion des Impfstoffes hatten, sind von der Spritze zur Verdünnung übergegangen.

Ich glaube, daß die richtige Anwendung dieser Nosode darin besteht, sie als ein grundsätzliches Heilmittel zu betrachten. Ich bezweifle nicht, daß die besten Resultate erzielt werden, wenn der Verabreichung der Nosode eine homöopathische Behandlung folgt, bei der man die Symptome mit dem entsprechenden Mittel behandelt.

Die Nosode kann die tatsächlichen und tieferen Krankheitsursachen in mehr oder weniger starkem Maße beseitigen. Sie reinigt die Patienten sozusagen, bis sich ein konkretes Symptom zeigt, anhand dessen man das passende Similimum finden kann, und sie viel besser auf dieses passende Arzneimittel ansprechen. Wie ausgezeichnet die Resultate auch sein mögen, die von den Allopathen erzielt worden sind, sollte diese Nosode noch erfolgreicher sein, wenn sie von einem Homöopathen verwendet wird.

Ich möchte Ihnen nahelegen, einen Versuch mit der Nosode zu machen, sie in Fällen anzuwenden, bei denen eine andere Behandlung versagt hat, und in solchen Fällen, bei denen kein klarer Hinweis auf ein Heilmittel vorhanden ist. Ich bin davon überzeugt, daß Sie die Nosode nur einmal ausprobieren müssen, um festzustellen, wie wertvoll sie ist.

Ich habe mich nicht eingehender mit dem autogenen Mittel beschäftigt, weil ich weiß, daß Sie dem polivalenten Mittel als Nosode aufgeschlossener gegenüberstehen werden. Wenn man Impfstoffe subkutan verabreicht, ist es beinahe von wesentlicher Wichtigkeit, ein autogenes Mittel zu verwenden, um die besten Resultate zu erzielen. In diesem Fall reagieren 95 Prozent der Patienten viel besser auf ihren eigenen Impfstoff und nur ungefähr 5 Prozent reagieren eindeutiger auf das Polivalent. Aber im Fall dieser Verdünnung ist es noch zu früh, um eine solche Behauptung aufzustellen, und deshalb neige ich dazu, den Erfolg des Polivalents in manchen Fällen als höher einzuschätzen als den des autogenen Mittels, wobei der Erfolg bei einer großen Mehrheit der Fälle gleich gut ist, obwohl es wahrscheinlich immer bestimmte Patienten geben wird, die nur auf eine Nosode ansprechen werden, die aus ihren eigenen Organismen gewonnen wurde.

Die Nosode, das Heilmittel, das aus der Ursubstanz der Krankheit gewonnen wurde, ging der Bakteriologie und dem Impfstoff voraus. Aber der Zusammenhang zwischen beiden ist offensichtlich. Ich biete Ihnen als den Pionieren in der medizinischen Verwendung von Krankheit, um Krankheit zu heilen, ein Heilmittel an, das sich meiner Meinung nach bei der ursächlichsten aller Krankheiten als wirkungsvoll erweist, nämlich der chronischen Darmvergiftung, die der geniale Hahnemann prophezeite und ihr einen Namen gab. Wenn ich glaube, daß ich die Natur dieser Krankheit deutlicher machen kann, als es ihm möglich war, nehme ich ihm kein bißchen von seinem Ruhm — vielmehr glaube ich, sein Werk zu bestätigen und fortzuführen, und so zolle ich ihm nur den Tribut, den er sich wünschen würde.

6

Darmvergiftung im Zusammenhang mit Krebs

(British Homoeopathic Journal,
Oktober 1924)

Dieser Vortrag handelt von der Darmvergiftung und ihrem Zusammenhang mit Krankheiten, die bösartigen nicht ausgenommen. Ich hoffe, daß die Behauptungen, die ich nachfolgend aufstellen werde, für Sie nicht nur von Interesse sind, sondern Sie es für wert erachten, sich gründlicher damit zu beschäftigen.

Darmvergiftung ist kein neues Thema. In den vergangenen hundert Jahren wurde eine Unmenge Arbeit darauf verwendet, sowohl in medizinischer als auch chirurgischer Hinsicht, den schädlichen Auswirkungen der Darmvergiftung entgegenzuwirken. Und sogar seit den frühesten Zeiten unseres Berufsstands finden wir Behandlungsmethoden und Arzneimittel, deren wichtigstes und einziges Ziel es war, den Darm zu reinigen. Aber in dem Maße, wie die Bedeutung der Darmvergiftung erkannt und weitererforscht wird, können wir die

Details der Darmvergiftung und die genaueren Umstände, die zu ihren schädlichen Resultaten führen, besser verstehen. Die mächtigen und weitreichenden Auswirkungen der Darmvergiftung werden gerade erst verstanden. Ihre verheerenden Auswirkungen auf die gesamte Zivilisation, die schwerer zu verstehen sind, weil die Darmvergiftung so hinterhältig ist, müssen erst noch erkannt werden. Die sichere, ständig nachlassende Widerstandskraft und die Krankheitsdisposition sowie die Erfolge bei der großen Mehrheit von Erkrankungen, die man durch die Beseitigung der Darmvergiftung erzielt, müssen von den Medizinern erst noch anerkannt werden.

Die Ursache dieser Abnormalität liegt im wesentlichen in der Ernährung und erst danach in der Infektion, die sich nur durch falsche Ernährung ausbreiten kann. In diesem Vortrag möchte ich versuchen, Ihnen einige wissenschaftliche und praktische Gründe hierfür aufzuzeigen und Ihnen zu verdeutlichen, welch wichtige Rolle diese bei den meisten Krankheiten spielt und daß die prädisponierten Ursachen von Krebs hierbei keine Ausnahme bilden.

Nahrung ist das Benzin des menschlichen Motors, das jede winzige Zelle dieser wunderbarsten aller Maschinen versorgt – den menschlichen Körper. Aber wie ich noch erläutern werde, wenn es dem Kraftstoff an seinen notwendigen Bestandteilen fehlt, wird er nicht nur zu einer Quelle verminderter Energie, sondern eröffnet eine Unmenge von Möglichkeiten, Gifte und schädliche Substanzen zu produzieren, welche die vollkommene und gesunde Funktion des Menschen zunichte machen. Seit undenklichen Zeiten wurden Theorien über den unterschiedlichen Wert verschiedener Nahrungsmittel aufgestellt, und jeder, der von den Ernährungsgewohnheiten seiner Gesellschaft abweicht, wird als Exzentriker betrachtet.

Ich hoffe, Ihnen heute die Anfänge der Forschung nahebringen zu können, die in Zukunft genauer zeigen wird, was die richtige und normale Ernährung für den Menschen ist.

Es kann nicht der geringste Zweifel daran bestehen, daß die Zivilisationsnahrung vollkommen falsch ist, und es entbehrt jeglicher Vernunft anzunehmen, daß unsere modernen Methoden, unsere Nahrung zu kochen und zuzubereiten, in irgendeiner Weise verträglich mit den Gesetzen der Natur sind.

Der Ursprung der Darmvergiftung liegt hauptsächlich in einer falschen Ernährung und erst danach in einer Infektion, die nur dann auftauchen kann, wenn die Bedingungen im Magen-Darm-Trakt nicht normal sind. Dieser Zustand ist bei fast allen, wenn nicht jedem Menschen, der sich von den Nahrungsmitteln ernährt, die wir essen, vorhanden. Möglicherweise hat dieser Zustand monate- oder jahrelang oder sogar bis ins hohe Alter keinerlei Symptome zur Folge, da Krankheit in beträchtlichem Maße von der Widerstandskraft des Betreffenden gegen Giftstoffe abhängt, aber auch bis zu einem bestimmten Maß von den unterschiedlichen Organismen, die im Zusammenhang mit der Vergiftung stehen.

Eine falsche Ernährung kann mit der Geburt beginnen, wie im Fall der künstlichen Ernährung, aber häufiger gegen Ende der ersten Lebensmonate.

Vom Standpunkt der natürlichen Menschheitsgeschichte aus betrachtet, ist die Menschheit zweifellos dazu bestimmt, von Früchten und pflanzlichen Nahrungsmitteln der Tropen zu leben, und möglicherweise vom Fleisch kleiner Tiere; aber ob der Mensch nun als Vegetarier oder Fleischesser gedacht war, es ist sicher, daß unsere modernen Koch-, Lagerungs- und Zubereitungsmethoden innerhalb der kosmischen Ordnung der Dinge nicht zulässig sind.

Daher werden wir später erkennen, daß wir seit unserer frühesten Kindheit mit einem unnormalen Darminhalt leben und diesen unser ganzes Leben lang beibehalten.

Es ist möglich, daß die unnormalen Organismen im Darm wahrscheinlich nicht zu dauerhaften Darmparasiten werden würden, obwohl sie so allgegenwärtig sind, vorausgesetzt man würde sich von Geburt an normal ernähren.

Ich halte diesen Vortrag aus drei Gründen:

1. Eine große Anzahl von chronischen Krankheiten kann entsprechend diesen Richtlinien erfolgreich behandelt werden.

2. Der Nutzen, der aus der Anwendung dieser Richtlinien erzielt wird, ist auf eine allgemeine Verbesserung des Gesundheitszustands zurückzuführen, und nicht auf eine lokale Behandlung.

3. 25 Prozent aller Fälle von fortgeschrittenem, inoperablem Krebs, die mit diesen Methoden behandelt werden, zeigen eine vorübergehende Verbesserung und Linderung der Symptome und erleben allgemein eine angenehmere Zeit.

Wenn bei 25 Prozent der Fälle von Krebs in fortgeschrittenem Stadium selbst der geringste Erfolg zu verzeichnen ist, und man kann behaupten, daß der Prozentsatz höher liegt, scheint es sich zu lohnen, diesen Gedankengang und die Forschung auf diesem Gebiet weiterzuverfolgen.

Wir wollen uns mit diesen Punkten nun detailliert beschäftigen und ich möchte die Resultate näher ausführen.

Der Mangel an natürlichen Nahrungsmitteln:
1. Das Fehlen von lebensnotwendigen Produkten, die für die Gesundheit notwendig sind, wie z. B. Vitamine usw.
2. Der Mangel an Substanzen, die notwendig für den bakteriellen Inhalt des Darmtrakts sind, um seine Reinigung zu gewährleisten.
3. Das Vorhandensein von Substanzen, aus denen mühelos Giftstoffe gewonnen werden können.

Zu den oben erwähnten drei Punkten ist folgendes näher zu erläutern:
1. Der Mangel an Vitaminen und Substanzen, die für die Gesundheit notwendig sind, wird allgemein ak-

zeptiert und ist stichhaltig bewiesen worden, so daß es unnötig ist, diesen Punkt im Detail zu erörtern, vor allem wenn man an die hervorstechenden Krankheiten wie Rachitis und Skorbut denkt. Doch wenn diese Mangelerscheinungen noch gründlicher erforscht werden, wird sich wahrscheinlich zeigen, daß selbst geringfügige Mangelerscheinungen über längere Zeit hinweg schwerwiegende Auswirkungen auf den allgemeinen Stoffwechsel haben.

2. Damit der Darmtrakt sauber bleibt, sind gewisse Organismen notwendig, und diese können nur existieren, wenn man sich entsprechend ernährt. Die reinigenden Bakterien des Darms sind die Milchsäurebakterien, denn durch die Säure, die sie produzieren, verhindern sie Fäulnisprozesse und sorgen dafür, daß die Exkremente gesund und verhältnismäßig steril sind. Für diesen Prozeß ist Stärke von wesentlicher Bedeutung, da Zucker oder Zucker und Stärke im Blinddarm notwendig sind, um diesen Prozeß in Gang zu bringen.

Die durchschnittliche Ernährung enthält zu wenig Stärke. Das Kochen verringert die geringe Menge, die vorhanden ist, noch mehr, weil die Zellhülle durch das Kochen aufspringt, und bewirkt eine partielle Hydrolyse der Kohlenhydrate, so daß im Blinddarm ein hoffnungsloser Zuckermangel herrscht, wodurch die Säurereaktion unterbunden wird.

3. Gegenwärtig nehmen wir ein Übermaß an fleischlichen Proteinen zu uns, aus denen sehr leicht Giftstoffe entstehen können.

Der Vergleich zwischen den Exkrementen von Personen, die sich durchschnittlich ernähren, und denjenigen, die große Mengen von Rohkost zu sich nehmen, brachte sehr interessante und verblüffende Resultate hervor. Die normale Farbe des Stuhls ist dunkelbraun, obwohl er hellbraun sein sollte. Der normale Geruch wird als ›kotig‹ beschrieben, obwohl er eigentlich geruchlos sein sollte, oder höchstens leicht nach saurer Milch riechen sollte.

In den Lehrbüchern wird die normale Reaktion als alkalisch angegeben, obwohl sie sauer sein sollte.

In chemischer Hinsicht fehlen die meisten der Fäulnisbakterien wie Skatol und Indol, und schließlich unterscheidet sich der bakterielle Inhalt des Darms bei beiden Gruppen sehr stark voneinander. Die normalen Bakterien setzen sich zum größten Teil aus Coli-Bakterien, Streptokokken, sporentragenden Bazillen und abnormalen Bakterien zusammen, die ich später beschreiben werde, während die einzigen Organismen, die in einem gesunden Stuhl vorkommen, Milchsäurebakterien und Coli-Bakterien sind.

Dieser große Unterschied allein sollte schon genügen, um jeden von den Vorteilen einer richtigen Ernährung zu überzeugen, sowie von dem Nutzen, den der Mensch daraus ziehen kann, wenn all die gewöhnlich vorhandenen Fäulnisprodukte fehlen. Aber das ist noch nicht alles, denn in einem gesunden Darm, so wie ich ihn beschrieben habe, können abnormale Bakterien nur schwer existieren und nicht so leicht Giftstoffe produzieren, während der alkalische Darm eine hervorragende

Brutstätte für die meisten pathogenen Bakterien ist, wie seit vielen Jahren in allen Labors erkannt wurde. Nur in einem gesunden Milieu können die Bakterien keine Giftstoffe produzieren.

Darüber hinaus sterben die natürlichen reinigenden Organismen des Darms, die Milchsäurebakterien, praktisch aus, wenn der Darminhalt alkalisch ist.

Nun kommen wir zu den abnormalen Bakterien, die in der Hauptsache für die Darmvergiftung verantwortlich sind. Diese Organismen findet man fast in jeder Zivilisation. Es handelt sich um gramnegative Bakterien, die nicht in der Lage sind, Milchsäure zu fermentieren. Eine große Anzahl von Arten wurde detailliert beschrieben, aber die Zahl der unterschiedlichen Formen ist so unvorstellbar groß, daß es unmöglich ist, sie alle zu klassifizieren, und im Augenblick genügt es vollkommen, sie in Gruppen einzuordnen. Diese Organismen sind im üblichen Sinne des Wortes nicht pathogen und zwar dahingehend, daß sie keine Krankheit produzieren, obwohl sie gelegentlich für lokale Beschwerden im Darmtrakt verantwortlich sein können. Ihre Gefahr liegt vielmehr in ihrer dauerhaften und fortwährenden Auswirkung und die Giftstoffe, die sie während des ganzen Lebens allmählich produzieren, schwächen die Vitalität des Menschen langsam und auf hinterhältige Weise, und erhöhen seine Anfälligkeit sowohl für akute als auch für chronische Erkrankungen. Wie lange es dauert, bevor Symptome auftauchen, hängt von der Virulenz der Vergiftung und, was ebenso wichtig ist, der Widerstandskraft des Betreffenden ab. In den meisten Fällen taucht die Infektion bereits sehr früh auf, und man findet diese Organismen häufig nicht nur bei Erwachsenen, sondern auch bei Kindern, wobei sie mehr oder weniger als normale Darmbewohner betrachtet werden, eine Meinung, die sogar in einigen Labors vorherrscht, wenn da nicht die verblüffenden Resultate wären, die in der Behandlung von chronischen Krankheiten erzielt werden, wenn man diese Organismen beseitigt.

Wenn sich diese Organismen im Körper erst einmal entwickelt haben, leben sie scheinbar im Bereich der Gallenblase und Gallengänge, und die Amerikaner haben dies eingehend demonstriert, indem sie eine große Menge dieser Organismen entnahmen, indem sie ein Instrument durch den Mund und den Magen in den Zwölffingerdarm einführten.

Die Behandlung setzt sich aus zwei unterschiedlichen Methoden zusammen und zielt darauf ab, die Darmvergiftung zu beheben. Einerseits sollte die Ernährung so zusammengesetzt sein, daß sie möglichst wenig Stoffe enthält, aus denen Toxine produziert werden können, und die am geeignetsten für das Wachstum von reinigenden Bakterien ist, und das Entstehen von abnormalen Organismen verhindert. Zweitens sollten die Giftstoffe produzierenden Bakterien aus dem Darm des Patienten entfernt werden. Die Ernährung enthält keinerlei Form von gekochtem Fleisch, da diese Giftstoffe gerade aus Fleisch sehr leicht entstehen, und der Patient wird fast ausschließlich auf eine pflanzliche Ernährung umgestellt, die sich aus Früchten, Nüssen und Getreide zusammensetzt.

Dies allein reduziert die Menge der Toxine, die im Darm produziert werden, beträchtlich. Wenn man sich längere Zeit so ernährt, führt dies schließlich dazu, daß alle pathogenen Bakterien beseitigt werden, aber leider braucht dies bei der Mehrheit aller Patienten Jahre, da die Toxine scheinbar sehr hartnäckig sind, wahrscheinlich in der Gallenblase und den Gallengängen, und zwar genau in derselben Weise, wie man es so häufig bei Typhusüberträgern beobachtet.

Die Beseitigung dieser Organismen ist deshalb nicht leicht. Antiseptische Darmmittel sind eine Weile erfolgreich, haben aber keine dauerhafte Wirkung.

Wie ich bereits sagte, ist die richtige Ernährung ein sehr langwieriger Prozeß. Die Impftherapie scheint die besten Resultate zu erzielen. Zu diesem Zweck müssen die Impfstoffe mit größter Vorsicht verabreicht werden, da sie eine tiefgreifende Wirkung auf den gesamten Organismus haben, und Schaden anrichten können, wenn man sie nicht wissenschaftlich anwendet.

Nachdem die Gabe verabreicht wurde, wobei man die geringste Dosierung verwenden sollte, die noch wirksam ist, sollte eine Verschlimmerung aller Symptome eintreten, die unter idealen Bedingungen einen oder zwei Tage anhalten sollte, aber bei schwereren Fällen sogar einen Monat andauern kann.

Nach dieser Erstverschlimmerung sollte eine Besserung eintreten und solange diese anhält, selbst wenn dies ein Jahr dauert, sollte keine weitere Gabe verabreicht werden. In dieser Hinsicht ist es außergewöhnlich, daß nur einige wenige Gaben eine Heilung bewirken können, sogar bei schweren chronischen Erkrankungen.

Ich habe Ihnen die Umstände einer Darmvergiftung erläutert.

Der Unterschied zwischen den normalen Exkrementen und den sauberen, gesunden Ausscheidungen einer natürlichen Ernährung, die mit keinem Geruch oder Fäulnis verbunden sind, müssen offensichtlich einen großen Einfluß auf den Menschen haben, ebenso wie die völlig unterschiedliche Darmflora, die man bei einer gesunden Ernährung findet, überzeugen muß. Aber um die Bedeutung der Beseitigung eines toxischen Zustands wirklich abschätzen zu können, ist es notwendig, viele Fälle mit eigenen Augen zu beobachten, die mit dieser Methode behandelt worden sind, und Zeuge der bemerkenswerten Erfolge zu sein, die sie erzielt. In den letzten Jahren konnten bereits viele Zeuge dieser positiven Wirkungen sein.

Der Zustand des Darms an sich ist nicht der tatsächliche Krankheitsauslöser, sondern eine Infektion wird durch seine heimtückische Auswirkung über Monate oder Jahre hinweg, welche die Vitalität und Widerstandskraft schwächt, möglich, was auf das Vorhandensein der wahren Krankheitsursache zurückzuführen ist. Die Beseitigung dieses Zustands ermöglicht dem Körper, in höchst wirkungsvoller und überraschender Weise sogar gegen Krankheiten in fortgeschrittenem Stadium anzukämpfen. Der Tuberkulose-Bazillus wird hauptsächlich als die Ursache der Schwindsucht betrachtet, doch wie wenig hat die Entdeckung dieses Krankheitserregers dazu beigetragen, die Krankheit zu bekämpfen, außer indem man sich vor einer Infektion schützt.

Der Tuberkulose-Bazillus an sich kann nicht gefährlich werden, außer im Falle einer geschwächten Vitalität, und in den meisten Fällen von Schwindsucht kann man ausgesprochen positive Wirkungen erzielen, wenn man die zugrunde liegende Darmvergiftung beseitigt, selbst wenn die Krankheit schon sehr fortgeschritten ist. Dasselbe gilt für viele chronische Erkrankungen, wobei die allgemeine Behandlung darauf abzielt, den Gesundheitszustand des Patienten zu verbessern, wonach die lokale Erkrankung durch einen Selbstheilungsprozeß geheilt wird. Eine der sichersten Methoden, die Widerstandskraft zu erhöhen und eine allgemeine Verbesserung des Gesundheitszustands zu bewirken, besteht darin, den Darm zu reinigen und den Körper von den Giften zu befreien, die so häufig im Darm produziert werden.

Es wird Sie vielleicht interessieren zu erfahren, daß Experimente bestätigt haben, welch weitreichende Wirkung viele Heilmittel, die eine tiefgreifendere Wirkung haben, auf diese abnormalen Bakterien ausüben, und es zeigte sich, daß ihre Wirkung in jeder Hinsicht mit der Wirkung einer Injektion des Impfstoffs vergleichbar ist.

Der Nutzen, der in dieser Hinsicht erzielt wird und den ich bei chronischen Krankheiten beschrieben habe, wird in weiten Kreisen anerkannt und wurde über viele Jahre hinweg von so vielen Medizinern beobachtet, daß kein Zweifel mehr darüber besteht. Und jetzt können wir dasselbe über bösartige Krankheiten sagen.

Es besteht eine zunehmende Tendenz in den Labors auf der ganzen Welt, die Ernährung als prädisponierende Krankheitsursache zu betrachten. Es wurden viele Ernährungsumstellungen erprobt, und in einigen Fällen wurden ausgesprochen günstige Resultate erzielt. Meine eigene Erfahrung während der letzten acht Jahre in Fällen, die ich behandeln konnte, zeigt, daß bei 25 Prozent der Fälle von fortgeschrittener und vorwiegend sehr fortgeschrittener Krankheit eine vorübergehende, konkrete Besserung eintrat, wobei ich jedoch nicht den Anspruch erhebe, eine einzige Heilung bewirkt zu haben.

Unser Ziel besteht nicht darin, Krebs zu heilen, sondern darin, ihn zu verhindern. Wenn die Beseitigung der Darmvergiftung selbst bei den fortgeschrittensten Fällen eine so starke Besserung bewirkt, um wieviel mehr sollte ein gesunder Zustand des Darms während des ganzen Lebens das Auftauchen dieser gefürchteten Krankheit vollkommen verhindern? Die meisten Fälle, die ich behandelt habe, befanden sich im letzten Krankheitsstadium, und in vielen war eine Ernährungsumstellung aus wirtschaftlichen Gründen unmöglich, wenn die Patienten im Krankenhaus lagen, so daß der Prozentsatz der Fälle, bei denen eine Besserung eintritt, sehr viel höher liegen würde, wenn man nur die Patienten heranzieht, die zu Hause behandelt werden und die eine Ernährungsumstellung vorgenommen haben.

Nachfolgend möchte ich Ihnen einige Beispiele von Patienten geben, bei denen die besten Resultate erzielt wurden. Dabei handelt es sich nicht um Wunder, aber

Sie müssen bedenken, es handelte sich bei allen um unheilbare Fälle, und die Erfolge waren so regelmäßig, daß man jeden Zufall ausschließen muß.

Fallgeschichte 1:

Frau F. C., 37 Jahre alt. März 1923. Zwei Jahre zuvor Brustamputation. Im augenblicklichen Zustand Metastasenbildung in beiden Lungen und der Leber. Erguß im Rippenfell. Brustbein auffallend gewölbt. Ständiges Erbrechen. Puls 130. Atmung 32. Erste Gabe am 16. März. Nach 24 Stunden auffallende Besserung. Allgemeine Besserung hielt drei Wochen lang an. Zweite Gabe am 5. April. Noch auffälligere Besserung. Patientin konnte aufstehen. Besserung hielt an und nach einigen Wochen führte die Patientin ein fast normales Leben. Atmung und Puls wurden normal und die Flüssigkeit nahm ab. Kein Wachstum der Metastasen. Dritte Dosis am 15. Juni. Stetige Besserung während der Monate Juni, Juli, August und September. Der Patientin ging es bis Mitte Dezember einigermaßen gut. Sie erkrankte plötzlich am 27. Dezember und starb am 28. Dezember.

Fallgeschichte 2:

Herr J. B., 63 Jahre alt, Rechtsanwalt. Karzinome in der Gallenblase und Leber. Im Dezember 1919 leidet der Patient unter großen Schmerzen und Qualen. Starke Leberschwellung. Er braucht Morphium gegen die

Schmerzen. Erste Gabe im Dezember innerhalb von 48 Stunden. Allgemeine Besserung trat in den nächsten drei Wochen ein. Nach einem Monat konnte der Patient aufstehen und ging bis Juli wieder seinen gewohnten Pflichten nach. Während dieser Zeit verminderte sich das Wachstum der Karzinome geringfügig. Aber der Schmerz verschwand völlig. Er erhielt zwei weitere Gaben. Im August erlitt der Patient plötzlich einen Herzanfall und starb innerhalb von drei Wochen.

Fallgeschichte 3:

Herr W. S., 72 Jahre alt. Zungenkarzinom. Die Zunge war entfernt worden. Starke Metastasenbildung im Mund und den Nackendrüsen. Beträchtliche Schmerzen und häufige, leichte Blutungen aus dem Mund. Erste Gabe am 7. November: Der Schmerz und die Blutung hörte innerhalb von 24 Stunden nach Verabreichung der Dosis auf. Das Wachstum reduzierte sich. Weitere Gaben wurden am 14. Dezember, 29. Januar und 18. Februar verabreicht. Der Patient hatte keine Schmerzen und Blutungen mehr. Das Wachstum kam bis Februar zum Stillstand, als es wieder leicht einsetzte. Der Patient starb plötzlich am 1. März.

Fallgeschichte 4:

Frau M. R., 66 Jahre alt, fortgeschrittene Karzinome im Gebärmutterhals. Starke Blutungen und Schmerzen. Erste Gabe am 25. Oktober: Blutungen und Schmerzen hörten bis Dezember auf. Zweite Gabe am 9. Dezember: Allgemeine Besserung. Leichte Blutung am 15. Januar. Dritte Gabe: Allgemeine Besserung bis Mai. Danach fühlte sie sich nicht besonders gut. Vierte Gabe am 5. Juni: Patientin lebt immer noch und fühlt sich wieder etwas besser.

Fallgeschichte 5:

Frau E. M., 62 Jahre alt. Fortgeschrittene Karzinome im Gebärmutterhals. Muß das Bett hüten. Starke Schmerzen. Bekommt Sedative. Erste Gabe am 15. Februar: Beträchtliche Besserung. Nach einer Woche konnte die Patientin aufstehen. Zweite Dosis im März und die dritte im Juni. Der Zustand der Patientin ist immer noch ziemlich gut und sie kann aufstehen und auf der Station des Krankenhauses behilflich sein.

Man könnte die Liste dieser Fallbeispiele endlos fortsetzen. Die Resultate, die normalerweise bei Patienten erzielt werden, die gut auf die Behandlung ansprechen, sind folgende: Schmerzlinderung, häufig verschwinden die Schmerzen vollkommen, sowie eine Besserung aller Symptome, mehr oder weniger starker Wachstumsrückgang, der Patient fühlt sich wohler, und das Ende kommt im allgemeinen sehr plötzlich oder nach einem kurzen Rückfall.

Die wesentlichen Punkte, die ich Ihnen nahebringen möchte, sind folgende:

1. Die zivilisierte Ernährung ist unnatürlich, sie weist nicht die für die Gesundheit notwendigen Eigenschaften auf, und gewährleistet nicht, daß der Darmtrakt in einem gesunden und reinen Zustand bleibt.
2. Die Bedingungen, die infolgedessen im Darmtrakt herrschen, führen zu einer abnormalen Darmflora, dem Fehlen von reinigenden Organismen sowie dem Vorhandensein von giftstoffproduzierenden Bakterien, infolgedessen die Ausscheidungen nicht einwandfrei und gefährlich sind.
3. Die Beseitigung dieses Zustands und die Reinigung des Darms verursacht eine auffallende Verbesserung des gesamten Gesundheitszustands, und gewöhnlich tritt auch bei den meisten chronischen Krankheiten eine Besserung ein, ohne daß irgendeine lokale Behandlung erfolgt.
4. Schließlich geben diese Erfolge Grund zur Hoffnung, daß dieses höchst einfache Heilmittel bösartige Krankheiten verhindert und sich sogar bei der Behandlung von Krebs als nützlich erweist, wenn diese Methode noch besser ausgearbeitet wird.

Darmvergiftung ist heute kein so verschwommenes Krankheitsbild mehr wie in der Vergangenheit, als man die Stase als die Hauptursache für diese Erkrankung hielt. Heute kennen wir die notwendige Ernährungsweise, bei der auf die Nahrungsmittel verzichtet wird, aus denen sich am leichtesten Toxine bilden, sowie die Bakterien, die im Zusammenhang mit der Produktion dieser Giftstoffe stehen.

Darmvergiftung hängt nicht so sehr von der Stase ab wie vom Darminhalt. Wenn keine Giftstoffe vorhanden sind, können sie selbstverständlich nicht absorbiert werden, selbst wenn eine Stase vorhanden ist. Aber wenn die Ausscheidungen faulig sind, wird eine gewisse Menge von Giftstoffen absorbiert und gelangt in den Blutkreislauf, egal wie schnell die Exkremente aus dem Darm ausgeschieden werden.

Wenn der Zustand des Darminhalts rein wird; tritt gewöhnlich eine so starke Verbesserung des Muskeltonus und des Allgemeinzustands ein, daß die Verstopfung behoben wird.

7

Einige neue Heilmittel und ihre Verwendung

(Homoeopathic World, Februar 1930)

Für diejenigen von uns, die sich mit der Wissenschaft der Homöopathie eingehend beschäftigt haben, besteht kein Zweifel mehr an ihren wunderbaren Heilkräften oder den hervorragenden Resultaten, die der fähige Homöopath ausnahmslos erwarten kann. Darüber hinaus müssen wir alle die Reinheit der homöopathischen Lehre bewundern und ihr beständiges Ziel, nur die Heilmittel zu verwenden, die in der Apotheke der Natur vorkommen. Und es scheint, daß der Besitz dieses kostbaren Schatzes uns zu weiteren Anstrengungen ermutigen sollte, denn zweifellos kann für jede Krankheit mit Geduld und Ausdauer ein Heilmittel gefunden werden, und zwar für die Patienten, die geheilt werden wollen, und es könnte sogar möglich sein, Heilmittel zu finden, die dem Bedürfnis mancher Menschen entgegenwirken, sich in eine Krankheit zu flüchten, wogegen wir im Augenblick noch ziemlich hilflos sind.

Wir müssen noch viele Entdeckungen machen, brauchen aber keine Angst vor dieser Aufgabe zu haben. Vielleicht müssen wir viel Zeit darauf verwenden, aber wir müssen alle versuchen, unseren Beitrag zur Weiterentwicklung dieses wunderbaren Heilsystems zu leisten, das letztendlich dazu dienen wird, die Menschheit von Krankheit zu befreien.

Hinsichtlich des Sammelns der Heilpflanzen und der Herstellung der Heilmittel müssen wir noch viel lernen. Wir müssen uns mit vielen Fragen beschäftigen, wenn wir das beste anstatt nur ein mittelmäßiges Resultat erzielen wollen. Wir müssen uns noch gründlicher mit dem natürlichen Standort, dem Alter, dem Zustand und dem zu verwendenden Teil der Pflanze befassen, sowie den Planeteneinflüssen, der Tageszeit und, was auch sehr wichtig ist, der Einstellung des Arztes, die von einer aufrichtigen Hingabe an seine Arbeit für das Wohl der Menschheit gekennzeichnet sein sollte. Im Augenblick sind unsere Kenntnisse in Hinsicht auf einige dieser Fragen leider nur sehr unvollständig, aber wir müssen unser Bestes tun, und mit zunehmender Erfahrung wird unsere Aufgabe leichter werden.

Nachfolgend möchte ich Ihnen die Bedeutung einiger Heilmittel unterbreiten, da ich glaube, daß sie Bereiche abdecken, die normalerweise nur sehr schwer zu behandeln sind, und ich hoffe, daß sich herausstellt, daß sie für die Medizin im allgemeinen von ebenso großem Wert sind wie für diejenigen, die den Wert dieser Heilmittel bereits in der Praxis erprobt haben. Diese Heilmittel wurden mit allen Vorsichtsmaßnahmen, unter

Verwendung von Instrumenten und Gefäßen herge-stellt, die vier Stunden lang auf 160° C erhitzt wurden. Die Korken wurden ebenfalls 20 Minuten lang auf 160° C erhitzt. Bei der Herstellung der Heilmittel wurde stets ein sauberer Arbeitskittel getragen. Die erste Potenz wurde sofort an Ort und Stelle hergestellt, wo die Pflanze gepflückt wurde. Jede Potenz wurde in einem Glasmörser mit einem Glasstössel von Hand mit Milchzucker verrieben. Auf diese Weise wurde bis zur siebten Zentesimalpotenz verfahren.

Impatiens Roylei

Diese Heilpflanze ist in Kaschmir beheimatet und in Großbritannien findet man die wildwachsende Pflanze nur selten. Man verwendet nur die malvenfarbenen Blüten.

Es wurden drei verschiedene Verdünnungen herge-stellt: Zwei an verschiedenen Tagen im September 1928 und eine im September 1929. Obwohl alle Heilmittel wirkungsvoll waren, war die wirkungsvollste die Verdünnung vom September 1929, die nun bei der Firma Nelson & Co. vorrätig ist.

Dieses Heilmittel ist bei akuten Nervenschmerzen an-gezeigt und verhilft häufig nicht nur zu einer raschen Schmerzlinderung, sondern bewirkt in vielen Fällen eine offensichtliche Heilung des Nervenleidens. Es besitzt auch einen sehr positiven Einfluß auf die Patienten, die häufig berichten, daß sich zusätzlich zur Linderung ihrer Symptome ihre Gemütsverfassung verbesserte, wobei Depressionen und Ängste verschwanden und sie allgemein eine optimistischere Lebenseinstellung erlangten.

Zu den Beschwerden, die mit diesem Mittel erfolgreich behandelt wurden, zählen starke Kopfschmerzen, Ischias, akute Neuralgien, Muskelzucken und akute Schmerzen bei Krebs.

Die Indikation für dieses Mittel ist quälender und sehr starker Schmerz, egal welcher Ursache. Bei einigen Fällen hat dieses Mittel eine Schmerzlinderung bewirkt, nachdem Morphium versagt hatte.

Mimulus Luteus

Diese Heilpflanze ist in Nordamerika beheimatet und man findet sie gelegentlich in Großbritannien. Man verwendet nur die Blüten.

Bei diesem Heilmittel ist die geistige Wirkung am bedeutendsten. Die körperlichen Symptome sind gewöhnlich die Folge von geistigem Streß. Die Beschwerden umfassen Depression, vage, unbekannte Ängste, ein starkes Ruhebedürfnis, die Aversion zu sprechen und gefragt zu werden, der Verlust der Fähigkeit, sich für seine persönliche Individualität einzusetzen (der Patient tut alles, um Konflikte zu vermeiden). Schwerere Fälle sind oftmals auch mit großer Schwäche, Müdigkeit, Herzjagen, Appetitlosigkeit und häufig auch einer abendlichen Verschlechterung des Zustands verbunden.

Zu den Beschwerden, die mit diesem Heilmittel behandelt wurden, und bei denen die besten Resultate erzielt wurden, zählen Schwäche nach grippalen Infekten, sowie die Beschwerden von Patienten, die unter dem Streß von privaten Problemen zusammengebrochen sind, die aufgrund von belastenden Beziehungen oder sogar Freundschaften entstanden sind.

Dieses Heilmittel hilft besonders Patienten, deren Energie durch andere, allzu mächtige Persönlichkeiten geschwächt wird, und es gibt ihnen ihr Vertrauen und ihre Fähigkeit wieder, sich mit den Schwierigkeiten des Alltags zu konfrontieren, wobei es gleichzeitig eine auffallende Besserung ihres allgemeinen Gesundheitszustands bewirkt.

Clematis Vitalba

Diese Pflanze ist in Großbritannien beheimatet.

Von diesem Mittel wurden drei Verdünnungen hergestellt — die erste, zweite und dritte, die je nach Schwere der Erkrankung verwendet werden, wobei die erste Potenz bei der schwächsten Form gegeben wird.

Dies ist ein weiteres Heilmittel, bei dem die geistige Wirkung das bedeutende Charaktermerkmal ist. Die Patienten haben nur wenig Lebensfreude, angefangen bei dem Zustand, in dem sie keine Freude mehr am Leben finden, bis zur Todesschnsucht. Anders als die Patienten, die dem Mimulus-Typ entsprechen, leiden sie nicht unter Ängsten, sondern sind ruhig und neigen eher zur

Tagträumerei, wollen in Ruhe gelassen werden und verspüren kein Bedürfnis, mehr zu tun, als absolut notwendig ist. Es handelt sich um Menschen, die mehr in der Zukunft als in der Gegenwart leben. Oft brauchen sie nachts viel Schlaf und sind nur schwer zu wecken. Die Gesamtkonstitution ist träge und die Gesichtsfarbe ist meist blaß und fahl. Sie ziehen sich sehr leicht eine Krankheit zu, worüber sie aber nicht im geringsten beunruhigt sind. Sie sind nicht annähernd so lärmempfindlich wie die Patienten, die zum Mimulus-Typ gehören.

Ihr Gemütszustand entspricht dem eines Menschen, der alles verloren hat, was ihm teuer ist, und nicht mehr weiterleben will, dessen Leben ihm zu einer Last geworden ist, die er geduldig trägt, bis er endlich davon erlöst wird. Daher kommt es, daß er keine Angst verspürt oder sich gegen Krankheit wehrt. Tatsächlich wünschen viele dieser Patienten, an ihrer Krankheit zu sterben, in der Hoffnung auf ein besseres Leben nach dem Tod oder um vielleicht einen verstorbenen Menschen, den sie geliebt haben, wiederzusehen, weshalb sie keine Anstrengung machen, wieder gesund zu werden.

Der Arzt mit einer scharfen Beobachtungsgabe wird diesen Zustand in allen Schweregraden in seiner Praxis erkennen, angefangen von dem Tagträumer bis hin zur hoffnungslosesten, doch geduldig und gelassen getragenen Depression. Die schwersten Fälle sind Patienten, die unter Schlafsucht leiden, bei der sich dieses Heilmittel als sehr wirkungsvoll erwiesen hat, und es besteht Grund zur Hoffnung, daß es sich auch bei einigen Koma-Arten als nützlich erweisen wird.

Cupressus

Bei dieser Heilpflanze werden nur die roten Staubgefäße von den Blattspitzen verwendet.

Dieses Mittel erweist sich als höchst wirkungsvoll bei chronischen Katarrhen und deren Folgeerscheinungen, besonders wenn es sich um eine Staphylokokken- oder Streptokokkeninfektion handelt. Besonders angezeigt ist es bei folgenden Beschwerden: Katarrhe der Nasennebenhöhlen, der Eustachischen Röhre und des Mittelohrs und der Stirnhöhlen. Die Katarrhe sind mit Kopfschmerzen verbunden. Chronische Erkältungen, bei denen sich das Mittel als Prophylaxe eignet, in manchen Fällen verhindert es einen erneuten Ausbruch der Krankheit.

Unter den verblüffenderen Resultaten dieses Mittels sind Heilungen von chronischer Schwerhörigkeit infolge von Mittelohrentzündungen, wobei die Patienten seit über 20 Jahren unter Schwerhörigkeit gelitten hatten, sowie Kopfschmerzen im Stirnbereich, wobei ein Patient seit über drei Jahren ständig unter Kopfschmerzen gelitten hatte.

Erwachsene Patienten, die zum Cupressus-Typ gehören, haben oftmals eine rosige, lebhafte Gesichtsfarbe.

Cotyledon Umbilicus (Prima)

Diese Pflanze ist in Großbritannien beheimatet, wo man sie hauptsächlich im Süden und Südwesten findet.

Dieses Heilmittel hat sich bei epileptischen Anfällen vom Typ Petit mal als erfolgreich erwiesen, bei denen andere Behandlungsmethoden versagt haben. Es scheint auch hilfreich in der Beseitigung der Nachwirkungen bei langfristiger Einnahme von bromhaltigen Beruhigungsmitteln zu sein, wobei es den Gemützustand aufhellt und dazu beiträgt, daß der Patient wieder einen klaren Verstand bekommt.

Diese Heilmittel sind alle von der dritten bis zur 28. Zentesimalpotenz erhältlich. Eine beträchtliche Anzahl von Patienten wurde mit diesen Heilmitteln behandelt, doch bislang war es nicht notwendig, die Mittel in einer höheren Potenz als der siebten Zentesimalpotenz zu verwenden. Cupressus darf sicherlich nicht höher als in der dritten Potenz verabreicht werden, sonst führt dieses Mittel zu einer zu starken Erstverschlimmerung. Sollte dies dennoch passieren, kann man starke Dosen der Pfefferminze als Gegenmittel verabreichen, die sehr schnell wirkt.

Wenn Ärzte, die diese Heilmittel verwenden, feststellen, daß wichtige Symptome, die hier nicht erwähnt wurden, mit diesen Mitteln gelindert werden, wäre es von großem Nutzen für die Vervollständigung der Erfahrungen mit diesen Heilmitteln, wenn sie freundlicherweise darüber berichten würden.

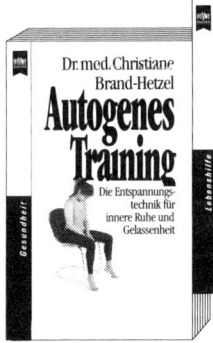
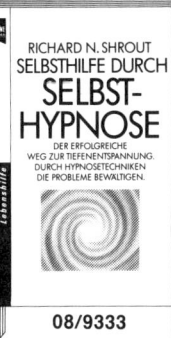
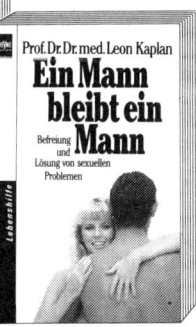
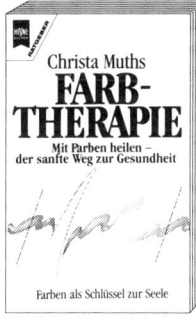
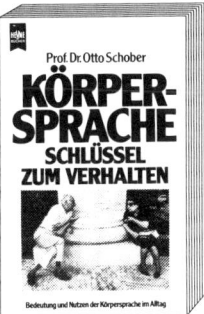

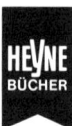

ESOTERISCHES WISSEN

DER SCHLÜSSEL ZUR INNEREN WEISHEIT

Wege und Wahrheiten für ein besseres und erfolgreiches Leben

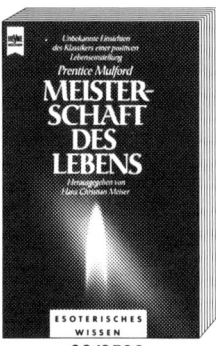

08/9590

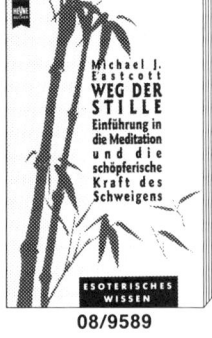

08/9589

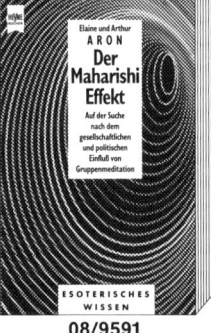

08/9591

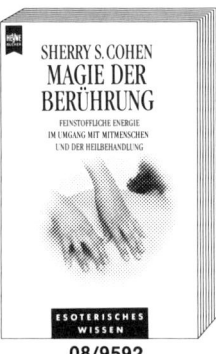

08/9592

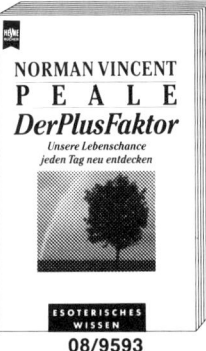

08/9593

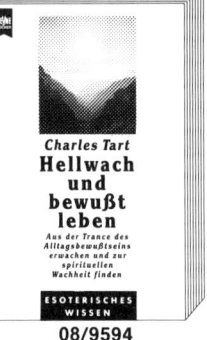

08/9594

WILHELM HEYNE VERLAG
MÜNCHEN

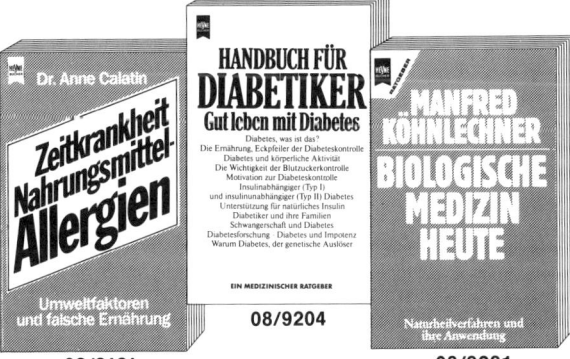
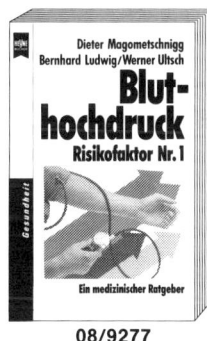
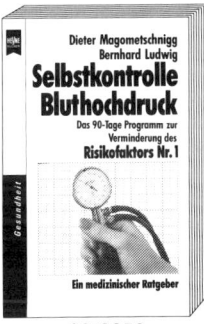

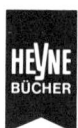

ESOTERISCHES WISSEN

DER SCHLÜSSEL ZUR INNEREN WEISHEIT

Wege und Wahrheiten für ein besseres und erfolgreiches Leben

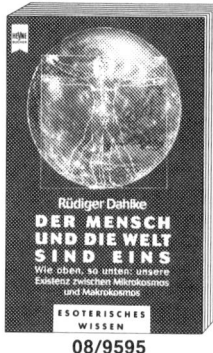

Rüdiger Dahlke
DER MENSCH UND DIE WELT SIND EINS
Wie oben, so unten: unsere Existenz zwischen Mikrokosmos und Makrokosmos

ESOTERISCHES WISSEN

08/9595

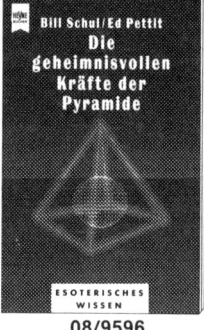

Bill Schul/Ed Pettit
Die geheimnisvollen Kräfte der Pyramide

ESOTERISCHES WISSEN

08/9596

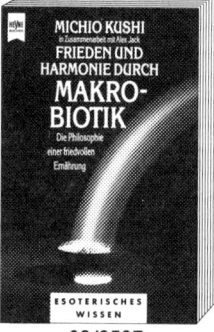

MICHIO KUSHI
in Zusammenarbeit mit Alex Jack
FRIEDEN UND HARMONIE DURCH MAKRO-BIOTIK
Die Philosophie einer friedvollen Ernährung

ESOTERISCHES WISSEN

08/9597

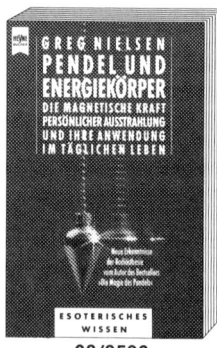

GREG NIELSEN
PENDEL UND ENERGIEKÖRPER
DIE MAGNETISCHE KRAFT PERSÖNLICHER AUSSTRAHLUNG UND IHRE ANWENDUNG IM TÄGLICHEN LEBEN

ESOTERISCHES WISSEN

08/9598

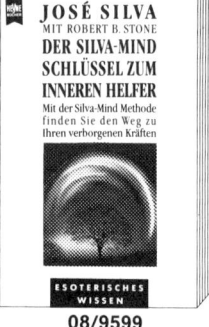

JOSÉ SILVA
MIT ROBERT B. STONE
DER SILVA-MIND SCHLÜSSEL ZUM INNEREN HELFER
Mit der Silva-Mind Methode finden Sie den Weg zu Ihren verborgenen Kräften

ESOTERISCHES WISSEN

08/9599

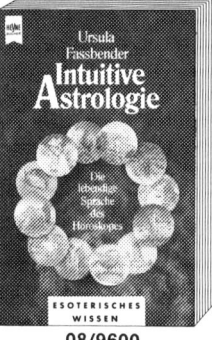

Ursula Fassbender
Intuitive Astrologie
Die lebendige Sprache des Horoskopes

ESOTERISCHES WISSEN

08/9600

WILHELM HEYNE VERLAG
MÜNCHEN